65歳から体と頭を強くするおいしい食べ方

管理栄養士
菊池真由子

三笠書房

食べるたびに「元気になる」！
食べるたびに「若さがよみがえる」！
——カリスマ管理栄養士の「長寿食」

はじめに

65歳からの人生を「思う存分、楽しめる」食べ方

65歳から「体と頭を強くする」おいしい食べ方――。

本書のタイトルに、わざわざ「65歳」と銘打ったのは理由があります。

65歳という年齢は、その後の人生を**「元気で若々しく生きられる」**か**「よぼよぼに衰えていく」**かを分ける大きな分岐点になるからです。

65歳を境に、私たちの体は加齢による老化の影響をモロに受けるようになります。そのため、60歳頃までは「体にいいとされてきた食べ方」が、65歳からは通用しなくなるのです。

65歳からは、**年齢に合った食べ方に切り替えることが重要**だということです。

私は管理栄養士として35年間にわたり、「やせたい」「若くなりたい」と願う1万人以上の人を食事面からサポートしてきました。厚生労働省認定の健康増進施設では、60歳以上の方たちと10年以上、仲良くさせていただいています。

その活動の中で、60代のある女性の方から言われた言葉が、今でも強く印象に残っています。

「65歳をすぎてからは、1年に2歳くらい歳をとるような気がしていたけれど、菊池さんのアドバイス通りに食べ方を変えたら、急に若返ったわ！」

実際、その健康増進施設で知り合った人の中には、年齢に合った食べ方をしていないことが原因で、太ったり、年齢以上に老け込んでいたり、体調を崩したりする人が数多くいました。

そこで、年齢に合った食べ方に切り替えるようにアドバイスをさせていただいたところ——「**体重が自然と落ちた**」「**見た目が若くなった**」「**体調がよくなった**」などなど、**ほぼ全員に驚くべき成果**が現れたのです。

といっても、「特別な食材」を使ったり、「手の込んだ料理」をしたわけではありません。いつもの食材、いつものメニューに、**ほんの少し食べ方の工夫をして、「おいしく、楽しく、食べただけ」**です。

その食べ方のコツを、本書であますことなくお伝えしていきます。

詳細は本文に譲りますが、たとえば、

◎「野菜ファースト」より「肉・魚ファースト」
◎「ご飯を控える」より「ご飯はしっかり食べる」
◎「脂肪は避ける」より「いい脂肪を選ぶ」……

といった具合です。**65歳からは「この食べ方」が正解**なのです。

もう1つだけコツをお伝えすると、「バランスのいい食事」を心がけること。

つまり、特定の食品ばかり食べるのではなく「**いろいろ食べてみる**」のです。

こんなことを言うと、何やら手間がかかりそうだと思う人もいるでしょう。

大丈夫です。ごくごく簡単な方法があるのです。

それが「**回転食**」です。

回転食とは、毎回の食事で食べるものを順番に変えていく方法です。たんぱく質を食べる場合、「卵焼き→焼き鮭→豆腐→牛肉のしゃぶしゃぶ」といったように、毎食、食べるものを変えていくと、自然と栄養バランスがよくなるわけです。

この食べ方こそ、65歳から「**体と頭を強くする長寿食**」の基本です。

本書では、「免疫力が上がる」「一生スタスタ歩ける」「老化にブレーキをかける」「認知症を防ぐ」といった効能別に、65歳からおすすめの食品、食べ方を多数紹介しました。

ぜひ、回転食の要領で、いろいろ食べてみてください。

おいしい食事は若さと活力の源。人生を思う存分、楽しめますように。

菊池真由子

『65歳から体と頭を強くするおいしい食べ方』◇もくじ

はじめに　65歳からの人生を「思う存分、楽しめる」食べ方　002

1章

65歳からは食べ方を変えましょう

65歳からの長寿食は「肉・魚ファースト」が基本　014
65歳で「70代に見える人」「50代に見える人」の食べ方　018
「お昼に肉を食べる人」は、なぜ若くて元気？　020
65歳からは「やせる」より「少しぽっちゃり」がいい理由　024
「肉を控える」「ご飯を減らす」は、やってはいけない　027

「脂肪のとり方」ひとつで、見た目が10歳若返る!? 030
日本人の死因第1位「塩分のとりすぎ」解消法 033
「野菜は緑黄色野菜ファースト」が65歳からの基本 036
「果物をよく食べる人」ほど、なぜ長生き元気? 040
「回転食」――体と頭を強くする食べ方のコツ 044
「おいしい、楽しい、幸せ」――この刺激で脳が若くなる! 050
あじ、いわし、さんま……ぼけない人の「青魚の愉しみ方」 054

2章

65歳から「免疫力が上がる」おいしい食べ方

「卵をよく食べる65歳」は「重症化リスク」が低い 058

「はちみつ×ヨーグルト」のダブル効果で腸免疫力アップ！ 062
焼き芋――「腸の大そうじ」ができるすごいスイーツ 067
「あんかけしょうが」は体を温める最高の食べ方 071
夏バテには「甘酒を冷やして飲む」 075
「なんだか味が薄い」……「味覚の老化」を効果的に防ぐ法 080
滋養強壮効果を高める「にんにく」のおいしい食べ方 085

3章

「一生、自分の足でスタスタ歩ける」おいしい食べ方

1日1杯の牛乳で、一生スタスタ歩ける？ 090
「牛しゃぶ」を食べる人ほど、なぜ足腰が元気？ 094

たったひと切れでも「鮭」は最高の若返り食 098
赤身と中トロ――「偏らず両方を食べる」のがコツ 101
食べる「回復薬」――滋味豊かな「鯛ご飯」で体を癒す！ 105

4章 65歳から「バリア機能を強くする」おいしい食べ方

真夏の暑さには「夏野菜の王様」モロヘイヤが効く 110
季節の変わり目に、なぜ「にんじん」が効くのか？ 115
ほうれん草――「バリア機能」を強くする、すごい食材 119
つらい鼻水、鼻づまりには「かつお×しょうが」！ 122
かぜをひいたら、消化のいい「鶏肉うどん」で治す 126

5章

65歳から「スッキリやせる」おいしい食べ方

オクラの「ぽっこりお腹が凹む効果」 130
「やせフルーツ・キウイ」のおいしい食べ方 134
「朝、ごぼうサラダを食べる」すごいダイエット効果 139
しいたけは「メタボ対策の万能食材」 143
めかぶを食べるなら、朝と夜、どっち？ 146
厚揚げは「食べても太らない」理想のダイエット食 149

6章

65歳から「老化にブレーキをかける」おいしい食べ方

いちごをよく食べる人ほど、肌が若くてきれい　154
かぼちゃには、3つの「若返りビタミン」が凝縮！　158
「なすは皮ごと食べる」が基本　162
ブロッコリーは「茎こそ宝」と考える　165
「トマトとオリーブオイル」は老化防止の最強コンビ　169
アーモンドは「ぽりぽり噛んで食べる」若返り薬　173

7章

65歳から「認知症を防ぐ」おいしい食べ方

いわしは「脳を活性化させる3つの成分」がたっぷり！ 176
納豆が「健脳食品」と言われる、これだけの理由 181
筑前煮は「ぼけない、太らない」すごいおかず 184
「朝バナナ」が、認知症のリスクを意外に軽減する 188
65歳から毎日の習慣にしたい「王様ドリンク」 193
「1日1ピースのチーズ」が脳の衰えを防ぐ 196

巻末付録 1日どれだけ食べればいい？——「手ばかり」ですぐわかる！ 198
参考資料 204

1章

65歳からは食べ方を変えましょう

65歳からの長寿食は「肉・魚ファースト」が基本

食事は野菜から食べ始める――「ベジタブルファースト」をご存じですか？

野菜から食べると、食後の血糖値の上昇がゆるやかになるため、肥満や糖尿病を防ぐ効果があると言われています。たしかにそのとおりです。

でも、それが大切なのは、60歳くらいまでの話です。

65歳からは、**肉や魚から食べ始める**「**肉・魚ファースト**」が断然おすすめ。

その理由は、肉や魚に豊富な「たんぱく質をしっかり食べる」ことで、

- 病気にならない「免疫力が高い体」
- 寝たきりにならない「一生スタスタ歩ける元気な体」

をつくることが重要だからです。

たんぱく質は、筋肉をはじめとして、内臓、血液、血管、骨、皮膚、毛髪など体のあらゆる組織の材料になります。また、免疫細胞や免疫に関連する物質の材料としても重要で、病気やケガに対する抵抗力や回復力を高める働きをします。

ところが65歳になると、食が細くなってくるため、たんぱく質を食べる量も自然と減ってしまいます。

それに加えて、筋肉をつくる力が弱まってしまうため、若い頃と同じ量のたんぱく質を食べたとしても、十分な筋肉がつくれなくなってしまうのです。

ですから、食事は「肉・魚ファースト」。**たんぱく質が豊富な食材から食べ始め、十分な量を確保**することが大切なのです。

たんぱく質がたっぷりとれる食材は、「肉・魚・卵・大豆・大豆製品・牛乳・乳製品」。これらを、毎回の食事で意識的にとるようにしてみてください。

たんぱく質が不足すると、**体だけでなく脳の衰えを招き、全身が老け込んでてし**

まいます。

まず、体力が低下するとともに免疫力が下がり、病気にかかりやすくなったり、病気を治したり、回復する力までが弱まってしまいます。

また、たんぱく質が不足すると貧血になります。すると全身に栄養が行き渡らなくなるため、やはり病気にかかりやすくなってしまうのです。

さらに、たんぱく質が不足すると、脳の働きが悪くなります。やる気がなくなり、思考力、記憶力、集中力が低下してしまうのです。

65歳からはいかにたんぱく質が重要か、おわかりいただけたと思います。

ちなみに、ベジタブルファーストの効能について、興味深い研究があります。野菜のかわりに肉や魚を最初に食べても、血糖値の上昇が抑えられたという研究結果があるのです。つまり、食べる順番より、「野菜をたくさん食べる」「よく噛んで食べる」ことのほうが重要だということ。

野菜をたくさん食べれば、食べる順番は特に関係ないのです。

65歳からは「肉・魚ファースト」、まずはこれを知ってください。

「肉・魚ファースト」——たんぱく質をとろう！

65歳からは「肉・魚ファースト」！

- たんぱく質から食べ始める。
- たんぱく質をしっかりとる。

食べる順番

① 肉・魚・卵・大豆製品など（たんぱく質）

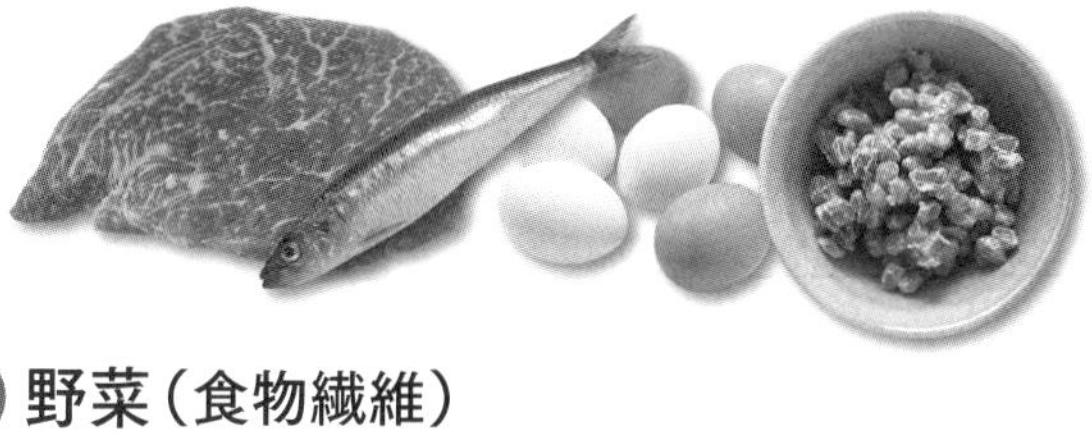

② 野菜（食物繊維）

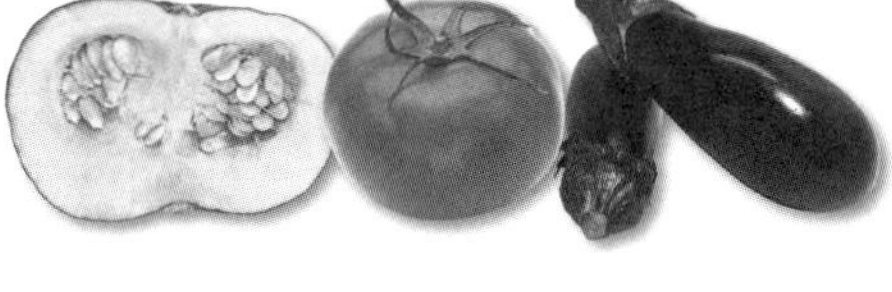

③ ご飯など（糖質）

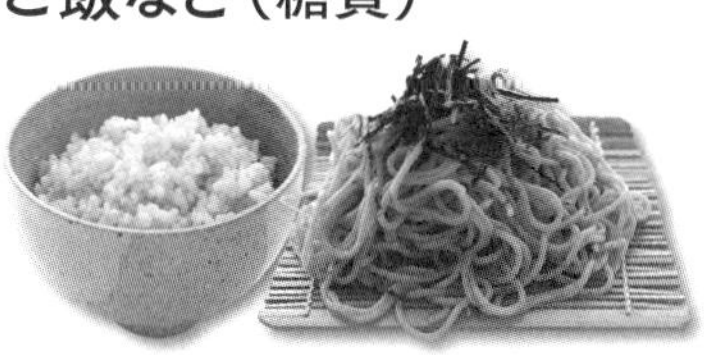

65歳で「70代に見える人」「50代に見える人」の食べ方

65歳からは、これまで以上に「免疫力を上げる」ことが重要になります。脅かすつもりはありませんが、60歳をすぎたら、**歳をとるだけで免疫力が下がっていく**と思ってください。というのも、免疫力は「老化」によって低下してしまうからです。いわば「**免疫力の高齢化**」です。

ですから、病気になるのを防ぐ、病気の重症化リスクを防ぐ——この両面から「免疫力を上げる」ことがより重要になるのです。

同じ65歳でも、70代に見える人と50代に見える人がいます。これは「老化スピード」の違いです。残念ながら、老化を完全に止めることはできません。でも、「老化スピード」を大幅に遅らせることはできます。

ここでも、カギになるのは肉や魚などの「たんぱく質」です。たんぱく質をしっかり食べて、免疫細胞を元気にすれば、老化スピードはゆるやかになって、病気にかかりにくくなります。

65歳からでも遅くはありません。今日からたんぱく質を増やすようにすると、体に活気が出てきて、病気に負けない体になります。

なにも手の込んだ料理をする必要はありません。**「そのまま」「切るだけ」で手軽にたんぱく質がとれる食品**があるのです。

たとえば、ハム・ウインナー、チーズ、納豆、卵、チャーシュー、ちくわ・かまぼこ・さつまあげ・はんぺんなどが代表選手です。卵はスーパーやコンビニでゆで卵・温泉卵・煮卵で売られているので、自分で料理をする必要はありません。たんぱく質が不足しがちなときは、この中から、お好みで1品を選んでみてください。手軽に、たんぱく質をとることができます。

1つだけ注意をしておくと、腎臓に病気がある方の場合、たんぱく質の量が制限されることがあります。その場合は医師の指示に従ってください。

「お昼に肉を食べる人」は、なぜ若くて元気？

65歳からは、朝昼晩の「**1日3回、たんぱく質を食べる**」――。

肉や魚、卵などのたんぱく質から食べるのはもちろんですが、65歳からは「たんぱく質を毎食必ず食べる」ことこそが重要です。

65歳からは、それまでに比べて、体に必要なたんぱく質量が増えます。

前にもお伝えしたように、65歳頃から食が細くなり、たんぱく質の摂取量自体が減ってしまいます。また、たんぱく質を食べても筋肉をつくる力が弱まってしまうため、若い頃と同じ量のたんぱく質をとるだけでは足りないからです。

もう1つ、65歳からは、たんぱく質がとりわけ重要な理由があります。

それは、たんぱく質不足による「**フレイル**」**を防ぐ**ためです。

フレイルとは「虚弱」という意味で、**筋肉量と筋力の低下によって体が弱ってしまう状態**のこと。ちょうど、健康と要介護の中間くらいのイメージです。

要介護とは、食事や入浴、排せつといった日常生活における基本的な動作が困難で、誰かに介護をしてもらわないと生活が難しい状態のこと。

強調したいのは、要介護の入り口はフレイル、つまり筋肉量と筋力の低下だということです。

たんぱく質を多く食べる人と、そうではない人を比べると、**たんぱく質を多く食べる人のほうがフレイルになりにくい**ことがわかっています。

1日3回、たんぱく質をしっかり食べて、フレイルを防ぐことが、要介護を遠ざけるということです。

そうはいっても、「1日3回もたんぱく質を食べるのは大変」「夕食でしっかりたんぱく質をとればいいのでは？」などと思う人がいるかもしれません。

でも、一度の食事で吸収できるたんぱく質の量は限られています。

さまざまな研究結果からも、朝昼晩の3食でたんぱく質を食べることの重要性が明らかになっています。

ほかにも、昼食のたんぱく質摂取量が多い人（肉、卵、乳製品が多め）は、少ない人に比べて、2年後に筋肉量の低下が起こるリスクが抑えられたという研究結果もあります。

つまり、筋肉を維持するためには、**昼食でたんぱく質をとることが重要**だということです。これは60〜87歳の男性の調査結果ですが、女性も参考になると思います。

たんぱく質は、必ず毎食しっかり食べること。そして、できれば、昼食に肉や卵、乳製品を多めに食べるようにすること——。

これが、一生シャキシャキ元気に動ける体をつくる食べ方だということです。

もちろん散歩や買い物、外出などをして、毎日30分程度は体を動かすことも忘れないでくださいね。

おすすめのたんぱく質食

卵

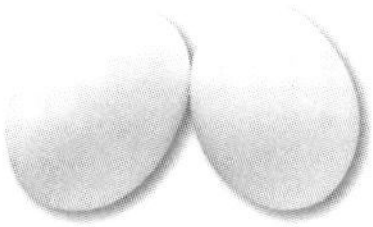

12.4g
（2個 110g）

納豆

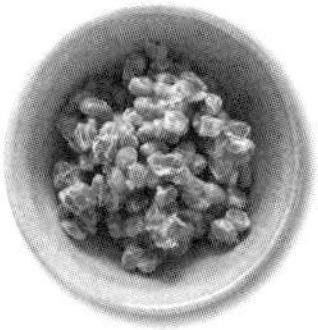

7.3g
（50g）

牛乳

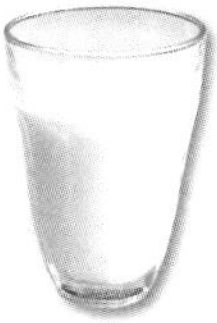

4.5g
（200ml）

牛肉（肩ロース）

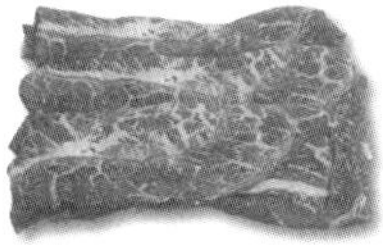

20.6g
（1人前 150g）

豚肉（ロース）

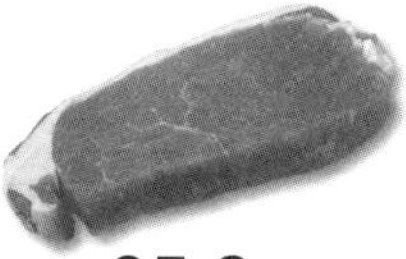

25.8g
（1人前 150g）

鶏肉（もも）

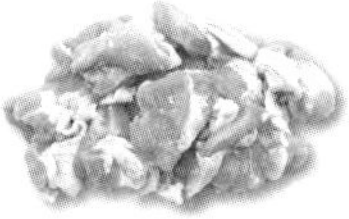

25.5g
（1人前 150g）

まぐろ（赤身）

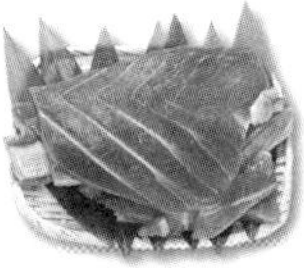

17.8g
（1人前 80g）

かつお

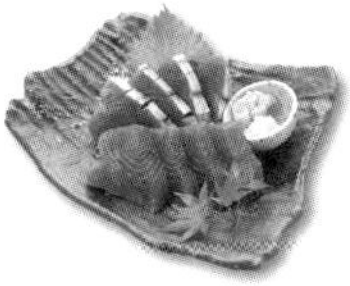

16.5g
（1人前 80g）

鮭

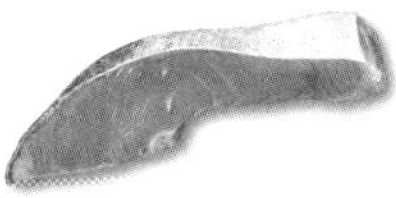

18.9g
（1切れ 100g）

※上段たんぱく質量（g）

65歳からは「やせる」より「少しぽっちゃり」がいい理由

65歳からは、**頑張ってダイエットをする必要はありません**。

ただでさえ、65歳をすぎると免疫力が落ちやすくなります。それなのに、糖質やカロリーを制限し、食べたいものを我慢して、無理に体重を落とせば、さまざまなリスクが高まることは容易に想像がつくと思います。

65歳からは「**体重が落ちる＝脂肪と一緒に筋肉が落ちる＝体力が落ちる＝免疫力が落ちる**」——そう考えてほぼ間違いありません。

筋肉・体力が落ちれば、免疫細胞が元気を失って、病気になりやすくなったり、病気になった際に回復する力が弱まって、重症化しやすくなってしまいます。

つまり、やせる努力が、免疫力を低下させることにつながってしまうのです。

元気で長生きするためには、食べるのを我慢するのではなく、きちんと食べて、免疫システムに栄養を運ばなければならないのです。

もちろん、メタボと診断されている人は対策が必要です。その場合でも、食べる量を減らすより、食べる内容（質）を見直すことのほうが重要です。

ここでも、カギになるのは「たんぱく質」。要介護にならないためにも、65歳からは、やせることより筋肉を大切にしましょう。

最近の研究では、**やせている人より、少しぽっちゃりしている人のほうが長生き**だということが明らかになっています。

肥満かどうかはBMIという指数で判断できます。

BMIは、体重(kg)÷{身長(m)×身長(m)}で求めることができます。

日本肥満学会の定めた基準では、BMI18・5未満が「やせ」、18・5以上25未満が「普通」、25以上が「肥満」です。BMIが22のときの体重が標準体重で、最も病気になりにくいとされ、25を超えると脂質異常症や糖尿病、高血圧など生活習慣病のリスクが2倍以上になるとされているのです。

ところが、国立がん研究センターの研究では「中高年の死亡リスクが最も低くなるのは、BMI21〜27の範囲」という結果になったのです。

では、BMIが21と27のときの体重とは、どれくらいでしょうか？

国民健康・栄養調査（2018年）によると65〜69歳の平均身長は男性で167センチメートル、女性で154センチメートルです。この身長を基準にすると、BMIが21なら男性58・5キログラム、女性49・8キログラム。BMIが27なら男性75・3キログラム、女性64・0キログラムです。

この範囲を超えてしまうと心配ですが、**逆に少ないのもよくはない**のです。

といってもBMIの理想は22。医師から今よりやせるように指導されている人や、血圧、血液検査の結果が気になる人は22を目標にしてみてください。

BMIが22のときの体重は、男性なら61・4キログラム、女性なら52・2キログラム。もちろん絶対ではありません。「近づける」だけでいいのです。

少しくらいぽっちゃりしているほうが、体力も免疫力もあって、見た目も若々しく見えるのですから、無理にやせる必要はありません。

「肉を控える」「ご飯を減らす」は、やってはいけない

65歳からは「**体にいい食べ方**」が変わります。

60歳までは、メタボ対策のために「やせる」「血圧を下げる」「血糖値、コレステロール、中性脂肪値を正常値に近づける」ことが重視されてきました。その結果、「肉を控えて魚を増やし、野菜をたっぷり食べてご飯は減らす」食べ方が推奨されてきたと思います。

65歳からは「**半分は正解。半分はやってはいけない**」食べ方になります。

半分の正解は「魚を増やし、野菜をたっぷり食べる」こと。

もう半分の、**やってはいけない食べ方は**「**肉を控えて、ご飯を減らす**」こと。

「魚を増やし、野菜をたっぷり食べる」が正解ということは納得できますよね。

魚はたんぱく質源の中でもミネラル類が多く、ウイルスなどの感染から体を守るビタミンDも豊富。つまり、免疫機能を強くするために欠かせない食材です。

また、魚の脂には、DHA（ドコサヘキサエン酸）やEPA（エイコサペンタエン酸）が豊富。これらは、認知症の予防に役立つだけでなく、血液中のLDL（悪玉）コレステロールや中性脂肪を減らし、HDL（善玉）コレステロールを増やす働きがあります。

野菜は、徹底的に低カロリーで脂肪がほとんどなく、ビタミン・ミネラル、食物繊維が豊富。特にビタミンA、C、Eは老化に対抗する栄養成分。食物繊維は血糖値の急上昇を抑えたり、余分なコレステロールを外に出してくれます。

やってはいけない食べ方――「肉を控えて、ご飯を減らす」については、「本当に肉を控えなくていいの？」と疑問に思う人もいるでしょう。

結論から言えば、肉は控えるどころか、積極的にとりたい食材です。

たしかに、魚はおすすめの食材ですが、若さ、活力、免疫力アップなど「元気をつくる」という点では、肉に軍配が上がります。肉は魚に比べても、非常に優秀なたんぱく質源。**効率よくたんぱく質をとるなら、やはり肉**なのです。

また、65歳からは脂肪も重要になってきます。詳しくは、次項で説明しますが、脂肪は見た目の若さと体力を底上げしてくれるからです。

ですから、65歳からはたんぱく質と脂肪が一度にとれる肉を食べることが、若さを保つ意味でも重要になってくるのです。

もう1つのやってはいけない食べ方――「ご飯を減らす」はどうでしょうか？

炭水化物（糖質＝ご飯、パン、麺類）の摂取量と総死亡率との関連を調べた研究があります。それによると、糖質の摂取量が食事全体の50～55％のグループが最も寿命が長く、30％未満の人は寿命が4年も短かくなったのです。

日本人の炭水化物摂取量の平均は約60％。無理に減らすことはないのです。

1日3食で、**1食につきお茶碗1杯（約150グラム）**くらいが目安。中性脂肪が高くてカロリーを減らしたいなど、気になる人は、お茶碗2／3（100グラム）程度にすれば十分です。

65歳からは、お茶碗1杯の**ご飯をしっかり食べるほうが、長生きする**のです。

「脂肪のとり方」ひとつで、見た目が10歳若返る!?

60歳までは「肉の脂身や卵は控えよう」と言われてきませんでしたか?

たしかに、脂質異常症や高血圧、動脈硬化などを防ぐために、コレステロールの多い肉の脂身や卵の摂取を控えめにしようとする意図は理解できます。

でも、65歳からは、脂肪が大切になります。**脂肪は体力や体の若さ、見た目の若さをつくる重要な要素**だから。脂肪が少なすぎると、免疫力が低下してしまい、かぜなど感染する病気にかかりやすくなってしまうのです。

これまで敵視してきた脂肪が、突然味方になることに違和感を覚える人もいるでしょう。もともと脂肪は、体にとって重要な役割を持っています。効率のいいエネルギー(カロリー)源であり、血液や細胞膜の材料にもなるのです。

65歳からは、免疫力や筋力といった病気に対抗する力が衰えてきます。そこで脂肪の出番です。

脂肪は消化吸収に時間がかかる性質がありますが、その分、エネルギーとして発散しづらいため、バテない体をつくります。俗に「スタミナ」といわれるような体力は、脂肪がもたらすのです。

食事から脂肪をとっておくと、ウイルスや病原菌と戦う際の底力になります。

ほかにも脂肪はビタミンA（ベータカロテン）、ビタミンD、ビタミンE、ビタミンKといった脂溶性ビタミンの吸収をよくします。この4つのビタミンは、病気から体を守るうえで大活躍します。

なんといっても、脂肪のよさは、味にコクを与えておいしさをもたらすところ。料理に使う油やドレッシング、マヨネーズも脂肪です。肉や魚のうま味成分も脂肪に溶け込んで味わいを深めてくれます。

だから、**脂ののった肉や魚はおいしい**のです。

とはいえ、やみくもに食べればいいわけではありません。脂肪にも食べ方のコツがあるのです。

脂肪は、肉や魚の脂として、たんぱく質と一緒に食べる――これが一番です。

脂肪の一種であるコレステロールが心配な人もいるかもしれません。

でも、コレステロールは細胞膜やホルモン、免疫細胞の材料になったり、肌の潤いを保つのにも役立ちます。悪者ではなく、健康に必要な成分なのです。

なかには、血中コレステロール値を上げすぎてしまう食品はありますが、「ちょっと少なめ」にすればまったく問題はありません。注意したいのは、バラ肉、ひき肉、鶏肉の皮、バターやラード、生クリームといったところです。

肉は脂身が少なめの**モモやロース、フィレなどを選べば安心**です。

同じ脂肪でも、種類によってコレステロールを下げるものもあります。

たとえば、オリーブオイルや植物油、魚の脂であるEPAやDHAです。

意外なことに、肉の脂に含まれる**ARA（アラキドン酸）**は、免疫系の機能を調節して全身のさまざまな症状の予防と改善に働くすごい成分です。

脂肪はとりすぎなければ「健康のパートナー」。上手につき合いましょう。

日本人の死因第1位「塩分のとりすぎ」解消法

野菜は火を通すとカサが減るため、たっぷり食べられるメリットがあります。でも、65歳からは「野菜は生で食べる」ことも心がけてみてください。というのも、65歳からは生野菜に豊富な**カリウムをとることが重要**だからです。

カリウムには、ナトリウム（塩分）を尿として体の外に出す働きがあります。日本人の食生活による**死因の第1位は**「**塩分のとりすぎ**」です。

塩分の正体は、ほぼナトリウム。ナトリウムは生きていくために必要な成分ですが、多すぎると血圧を上げてしまいます。また、胃がんのリスクを高めてしまいますので、ナトリウムのとりすぎには注意が必要なのです。

65歳をすぎると、味覚が老化して鈍くなっていきます。年をとると味つけが濃くなるのはそのせい。知らぬ間に塩や醤油など塩分量が増えてしまうのです。

体の中では、ナトリウムとカリウムがバランスをとっています。このバランスが崩れてナトリウムが過剰になると、心臓の血管の病気になったり、さまざまな病気リスクを高めてしまうという研究があります。

最近、カリウム摂取量を増やすことによって、血圧低下、脳卒中、骨粗鬆症《こつそしょうしょう》の予防につながることが動物実験や疫学研究によって次々と報告されています。

カリウムは野菜に豊富です。ただ、**煮たりゆでたりすると、煮汁やゆで汁にカリウムが約30%も溶けてしまう**のです。味噌汁やトマト煮なら汁ごと食べられますが、調味料によってナトリウムが増えてしまうことがあります。

ですから、野菜は生で食べて、カリウムを逃さずとるようにしましょう。

生野菜には、熱に弱いビタミンCをとり込みやすいメリットもあります。

カリウムが豊富な野菜の中では、キャベツ、きゅうり、トマトがおすすめ。

キャベツはせん切りにすると食べやすいでしょう。食物繊維やビタミンCも豊富なので老化を防ぎ、免疫力をアップさせるうえでも効果的です。

きゅうりは、スティック野菜にして生で食べるといいですね。

トマトは、あらゆる食品の中でもずば抜けた抗酸化力をもつリコピンが豊富です。リコピンは大型トマトより、ミニトマトに多く含まれています。1日5個を目安に、ミニトマトを食べるようにしてみてください。

お好みでフレンチドレッシングやごまドレッシング、マヨネーズなど、比較的塩分が少なめの調味料で味つけすると食べやすいでしょう。

ところで、天然塩なら血圧を上げないから大丈夫、と考えていませんか?

市販の精製された食塩は100%塩化ナトリウムです。一方、天日干しをした天然塩と呼ばれるものは、微量成分として塩化カリウムが混じっています。ただ、天然塩や岩塩のカリウム量は補給源としては期待できないほどわずかなもの。天然塩と呼ばれるものも、約95%は塩化ナトリウムなのです。**血圧への影響は天然塩でも精製塩とほとんど変わらない**と考えていいでしょう。

とはいえ、精製塩と天然塩ではやはり味わいに差があります。量に気をつけながら、お好みの味の塩を使っておいしく食べましょう。

「野菜は緑黄色野菜ファースト」が65歳からの基本

65歳からは「**野菜は緑黄色野菜ファースト**」――。

野菜は「生で食べる」と一緒に、これを心がけてみてください。

じつは野菜は、緑黄色野菜とそのほかの野菜（淡色野菜）に分けられます。

野菜は「緑黄色野菜ファースト」というのは、ほかの野菜より優先して食べるということですが、ほかの野菜は食べなくていいわけではありません。

野菜はなんでも「たっぷり食べる」にこしたことはないのです。

ただ、そうはいっても、65歳をすぎたら、食が次第に細くなってきて、食べる量にも限度があります。だから、**あえて優先順位をつけて、より重要な野菜から食べましょう**、という提案が「緑黄色野菜ファースト」なのです。

緑黄色野菜は65歳からの大敵である「**老化**」と「**免疫力の低下**」、**どちらにも顕著な効果がある**野菜。緑黄色野菜には細かい定義がありますが、簡単に見分ける方法は、切った断面を見ること。**緑黄色野菜の断面は「色が濃い」**のです。かぼちゃは断面が濃いオレンジ色なので緑黄色野菜。なすは、皮は濃い紫色ですが、断面が白なのでそのほかの野菜。色の濃い葉物類も緑黄色野菜です。

緑黄色野菜にはビタミンA（ベータカロテン）、C、Eが豊富。この3つのビタミンが相乗効果を発揮して、ウイルスや病原菌をやっつけます。また、老化にブレーキをかけて、免疫力の低下を防いでくれるのです。

もちろん、緑黄色野菜にはほかのビタミン・ミネラル類も豊富。体の機能を調節し、不調を防いだり、回復するのに役立ちます。

緑黄色野菜の中でも、ビタミンA（ベータカロテン）、C、Eが豊富なのは**かぼちゃ**だけ。緑黄色野菜の代表選手です。ほかには、モロヘイヤ、ほうれん草、ブロッコリー、にんじん、トマト、パプリカ、春菊などもおすすめです。

どの野菜を選べばいいか迷ったら、まずはこの中からお好きな野菜を選ぶようにしてみてください。詳しい食べ方や効能については、2章以降でご説明します。

そもそも野菜には、水に溶けにくい「不溶性食物繊維」のセルロースが豊富です。不溶性食物繊維は腸内細菌の中で有用な菌を増やす働きがあります。

腸は「全身の免疫を司る」重要な臓器。腸内で善玉菌が増えていくと腸内環境がよくなり、免疫力がアップします。また不溶性食物繊維は、大腸ガンをはじめ、大腸の病気予防にも役立つのです。

まずは緑黄色野菜を優先し、ほかの野菜も一緒に食べれば「鬼に金棒」です。

ちなみに、野菜100%の野菜ジュースはどうでしょうか？

野菜ジュースやスムージーは**野菜不足の底上げには便利**。ただ、野菜そのものと比べると、野菜ジュースは大幅に栄養成分が損なわれるのは事実です。

これはジュースとして加工する段階で、加熱濃縮をするので栄養素が壊れたり、舌触りをよくするために食物繊維の一部をなくしているからです。

野菜ジュースには案外、糖質も多いので、1日1パック（200ミリリットル）程度を目安にしましょう。

「緑黄色野菜ファースト」――老けない食べ方

緑黄色野菜

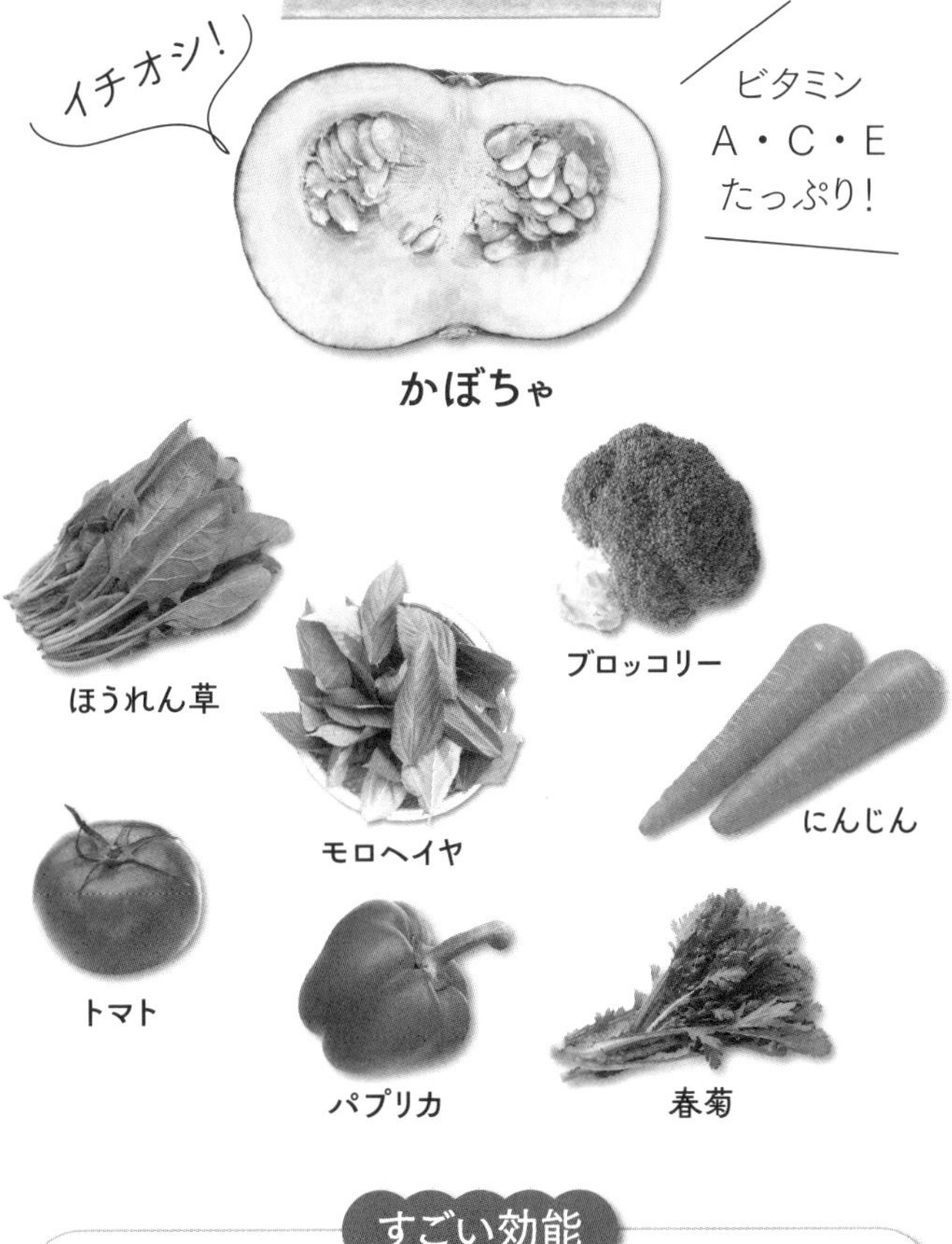
イチオシ!
ビタミン
A・C・E
たっぷり!
かぼちゃ
ほうれん草
ブロッコリー
モロヘイヤ
にんじん
トマト
パプリカ
春菊

すごい効能

「老化」と「免疫力の低下」を防ぐ!

「果物をよく食べる人」ほど、なぜ長生き元気？

じつは**「果物が不足すると、長生きできない」**というデータがあります。

世界195カ国を対象に、どんな食生活によって、どれだけの人が死亡したか（超過死亡）を国ごと、食事習慣ごとに調査した研究結果があります。

それによると、日本人の超過死亡の原因の1位は食塩過剰、2位は全粒穀物不足、そして3位が果物不足という結果が出たのです。

果物はビタミン類が豊富で健康的な食品ですが、「太りそう」「血糖値が上がりそう」というイメージから敬遠する人も少なくありません。果物の糖分である「果糖」のイメージから、そのような連想をするのでしょう。

でも、**「果物を食べても太りません」**。

果物は80～90％が水分です。水分が多ければ、それだけでカサばります。1回で食べる量の果糖やほかの甘み成分のブドウ糖、ショ糖の分量も減ります。

なかには太りやすい果物もありますが、量に気をつければ問題はありません。

血糖値に関しても問題はありません。血糖値とは血液中のブドウ糖の濃度のこと。果糖も体内で血糖値を上げますが、その力はブドウ糖より弱いのです。

さて、果物には、水溶性食物繊維のペクチンや、ビタミンC、カリウム、ポリフェノール類が豊富。

ペクチンには血糖値の上昇を抑え、コレステロールの吸収をブロックする働きがあります。糖尿病や脂質異常症（高コレステロール血症）にも有効です。

ビタミンCはストレスに対抗し、メンタルの不調による免疫力低下を抑えます。また、免疫細胞がウイルスや病原菌を撃退する力を高めてくれるのです。

カリウムは、余計な塩分（ナトリウム）を体外に出してくれるのでしたね。

ポリフェノール類は、老化に対抗する力が強力。色によって種類が違うので、**いろいろな色の果物をとるといい**でしょう。

ところで、ヨーグルトで果物入りのタイプのものや、乳飲料などで果物の味がついている食品があります。これは果物とは言えません。加工の過程でビタミンCやカリウム、食物繊維などの栄養成分が大幅に失われているからです。

缶詰やジャム、ジュースの場合も糖質のデメリットのほうが大きくなります。

また、大福やケーキなどに使われている果物は生でも量が足りません。砂糖や生クリームなど余計なものも含まれます。スイーツ類として楽しみましょう。

果物の**1日の目安量は200グラム（握りこぶし大）**。たとえば、キウイ1個80グラム、いちご5個75グラム、みかん1個100グラム、りんご1／2個120グラム、もも1／2個120グラム、バナナ1本200グラムです。

果物は果糖のはたらきで**冷やすと甘みを強く感じる**ようになります。果物を冷やして食べると、おやつとしても満足感が高まると思います。

糖尿病やカリウム制限のある人は、果物の量が決められている場合があります。またグレープフルーツとグレープフルーツジュースは、使用している医薬品によっては禁止食品です。医師または薬剤師に確認をしてください。

65歳からは果物が「長寿食」!

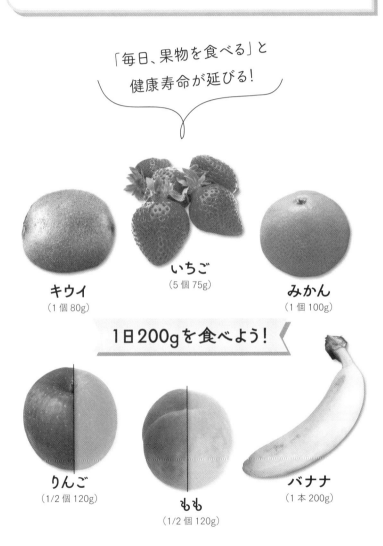

「毎日、果物を食べる」と
健康寿命が延びる!

いちご
(5個75g)

キウイ
(1個80g)

みかん
(1個100g)

1日200gを食べよう!

りんご
(1/2個120g)

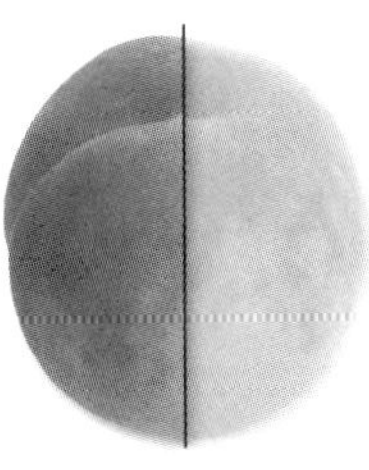

もも
(1/2個120g)

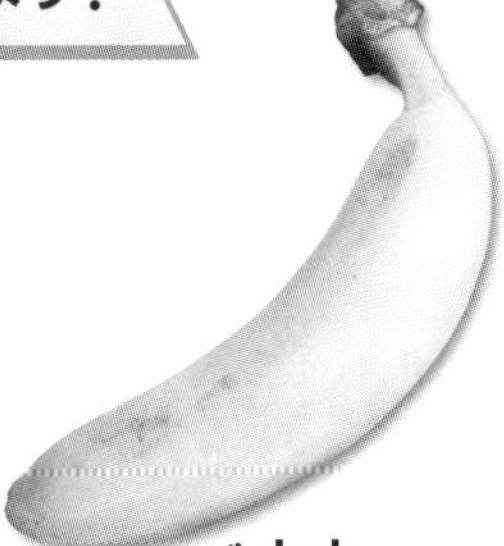

バナナ
(1本200g)

「回転食」――
体と頭を強くする食べ方のコツ

「1日30品目を食べましょう」――これは、もはや過去の話です。

「1日30品目」という数字は、昭和60年に厚生省（現・厚生労働省）が策定した「健康づくりのための食生活指針」で目標として示されたものです。

でも、この数字は、平成12年に改訂された指針で削除されました。理由は、30品目以上食べている人の多くが、食べすぎで太ってしまったからです。

そもそも、**この数字自体にムリがあります**。実際、管理栄養士の私もできません。それに、毎日の食事で食品数を数えるなど面倒くさくて、私の管理栄養士仲間でも誰もやっていません。

65歳からは、「**特定の食品に偏らずに、いろいろな食品を食べる**」といったゆるいスタンスに切り替えましょう。

目的は「**栄養バランスのいい食事**」にすること。免疫力アップには「栄養バランスのいい食事」が欠かせないからです。

テレビや雑誌、インターネットの記事には、免疫力アップに効果的とうたわれた、さまざまな食品や栄養素が紹介されています。でも、「これさえ食べればいい」という食品や栄養素など、1つもありません。

ですから、本書では肉や魚などのたんぱく質食を優先しつつも、野菜や果物、そしてご飯（糖質）の重要性もお伝えしてきたのです。

特定の食品ばかりに偏るのではなく、**【主菜】**肉や魚（たんぱく質）、**【副菜】**野菜や果物（ビタミン・ミネラル類、食物繊維）をバラエティ豊かに食べる——。

これが、**65歳から体と頭を強くする**「**長寿食**」の基本です。免疫力アップをはじめ、老化、メタボ、認知症、がんの予防にも効果的な食べ方です。

「栄養バランスのいい食事」というと、手間がかかりそうですよね。

大丈夫です。ムリなくできる方法があります。「**回転食**」という食べ方です。

―――「回転食」で栄養バランスを整えよう！

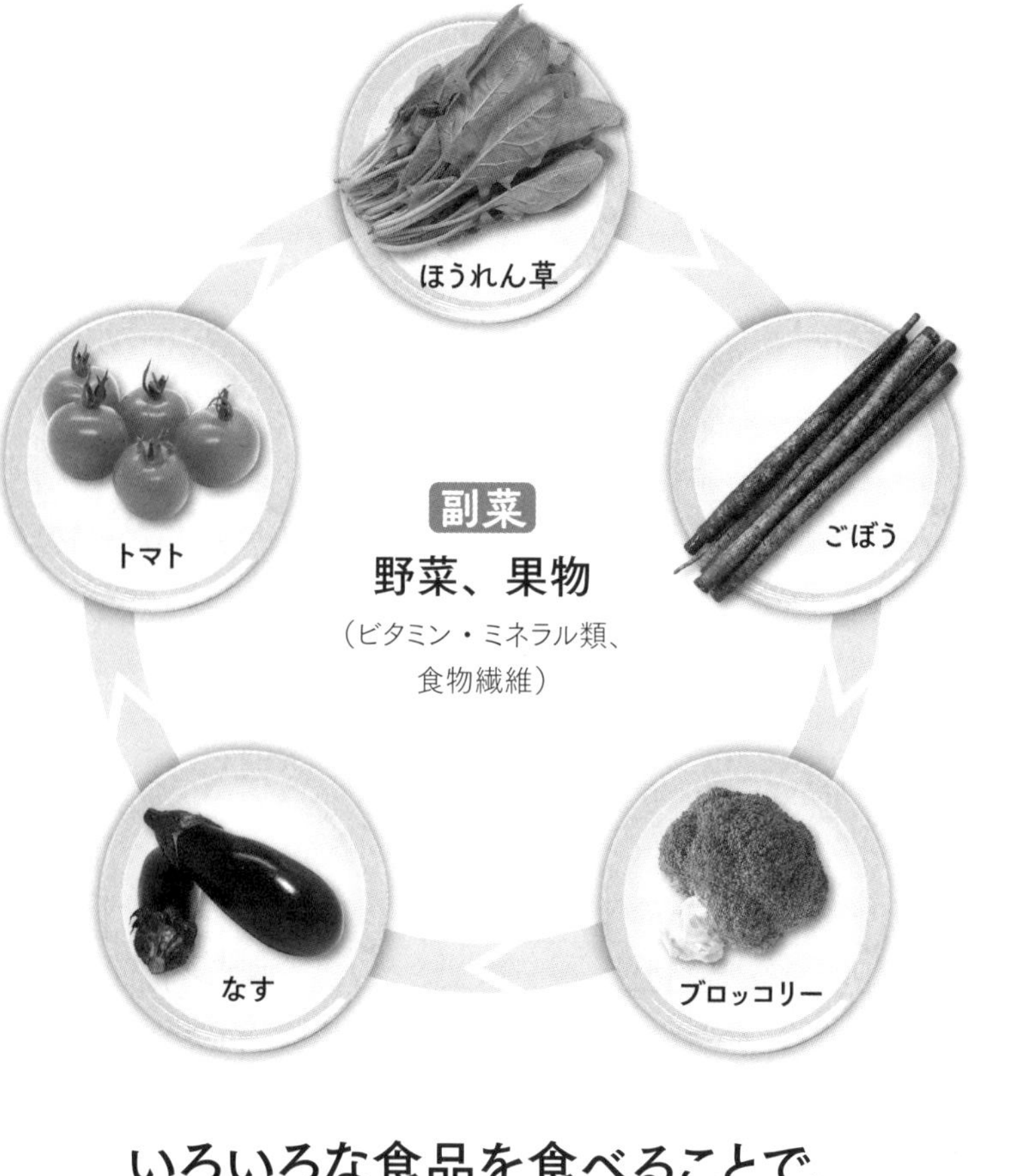
ほうれん草
ごぼう
ブロッコリー
なす
トマト
副菜
野菜、果物
（ビタミン・ミネラル類、
食物繊維）

いろいろな食品を食べることで、
自然と栄養バランスがよくなる！

65歳から体と頭を強くする長寿食

回転食

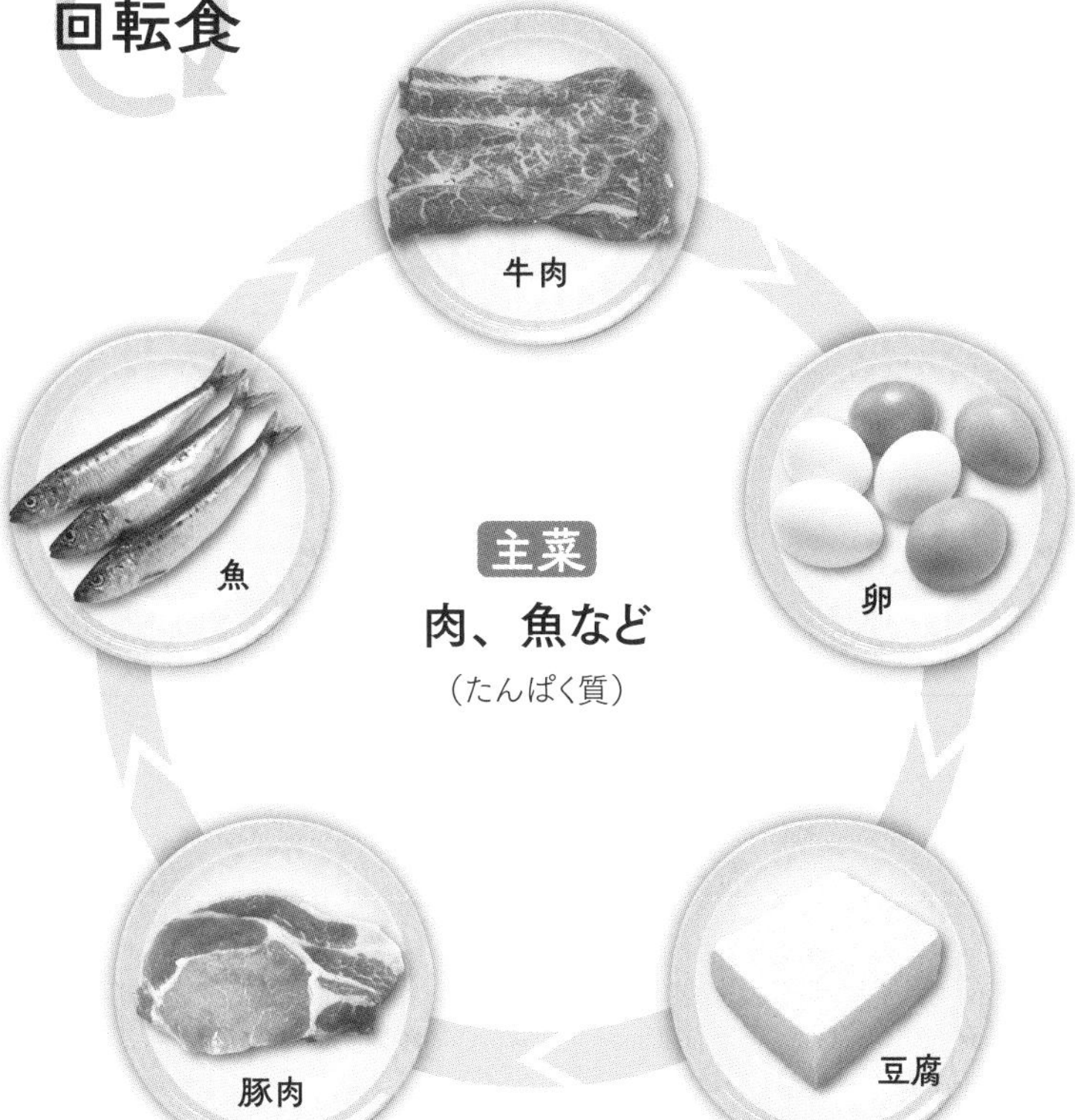

毎回の食事で食べるもの
を順番に変えていく！

回転食は、もともとアレルギーを抑えるために考案された食べ方です。

ポイントは、特定の食品ばかりを繰り返し食べることにならないように、**毎回の食事で食べるものを順番に回転させるように変えていく**こと。

たとえば、【主菜】のたんぱく質源を選ぶのであれば、「牛肉→卵→豆腐→豚肉→魚」といったように、毎食、食べるものを変えていきます。

【副菜】の野菜類なら「ほうれん草→ごぼう→ブロッコリー→なす→トマト」といったように食べる食品を次々と変えていくのです。

たんぱく質源の食品と野菜の組み合わせで、メニューをどんどん変えていけば、栄養バランスもバッチリです。

食品には、「豊富な成分」と「少ない・ほとんどない成分」があります。たとえば、トマトにはビタミンCが豊富ですが、食物繊維はほとんどありません。ごぼうは、ビタミンCがないかわりに食物繊維が豊富です。

でも、回転食で食べる品数を増やせば、食品同士の栄養の過不足を補えるので、自然とバランスがよくなるのです。

野菜や果物は、1パックに3～4個（本）入っていて、一度に食べ切れない場合があります。同じ食品なら3日のうちに使い切り、次に同じ食品を買うのは2日空けると、料理のバラエティーに変化ができます。食べる品数を増やすことができて、自然と長寿食になります。

余った野菜類は**次回以降のメニューに持ち越し**て、料理をするときに組み合わせる食品を前回と違うものにすればいいですね。ゆでて保存したり、冷凍をしておくのもおすすめです。

もちろん外食や持ち帰り惣菜でも回転食はできます。持ち帰り惣菜でも毎回ごぼうサラダではなく、「筑前煮→生野菜サラダ→ひじきの煮物→ポテトサラダ」といったように重ならないように選ぶのがコツです。

焼き魚やとんかつといったメインディッシュも同じ。「今日は唐揚げを食べたから、明日は刺身にしよう」というように、気楽に試してみてください。

「おいしい、楽しい、幸せ」――この刺激で脳が若くなる！

回転食は、おうちだけでなく、**外食で実践するとさらに効果的**です。

外食では、どうしても好きなメニューに偏ってしまうため、栄養バランスが悪くなりがちです。しかし、定番メニューを軸としながら、食べるメニューをどんどん変えていけば、意外なほど簡単に栄養バランスをとることができます。

たとえば、「お寿司→豚肉の生姜焼き定食→スパゲティ→カレーライス」といった具合です。たまにしか外食をしなくても、「前回は天ぷらそばだったから今回は牛丼にしよう」という感じで十分です。

ただ、1つだけ気をつけていただきたいことがあります。

肉・魚・卵といった「**たんぱく質**」**が含まれないメニューは避ける**ことです。

たとえば、ざるそばやそうめん、ペペロンチーノなどを選ぶのは、やめてほしいのです。どうしても食べたい場合、おかずにたんぱく質が豊富な食品を加えましょう。

思い出してください。たんぱく質は、65歳から毎食きちんと食べなければならない栄養素でしたよね。1日3回の食事で、たんぱく質を食べないと、筋力も免疫力も落ちてしまいます。

しかも、たんぱく質は食後のカロリーを体温として発散する効果があります。この働きは体の代謝が活発になっている証拠。若い体をキープするためにも、たんぱく質は必須なのです。

外食では行きつけのお店が決まっていて、そこ以外は行かない人もいます。でも、65歳からは、いつもと違うお店、入ったことがないお店にも、ぜひ、行ってみてください。

食べ歩きをしてみるのもおすすめです。グルメな気分を味わえるだけでなく、体を適度に動かせるメリットもあります。

自宅ではなかなか食べることがない手が込んだ料理や、知らない地域の郷土料理、外国の料理など、知らないメニューや食べたことがない料理にチャレンジすることで脳が刺激されます。

おいしさは、脳を幸せにして、免疫力をアップしてくれます。

いつもの店でいつものメニューは安心ですが、たとえそれがバランスのとれたメニューであっても、繰り返しが続くと食品に偏りがでてしまいます。

しかも、いつも同じメニューを注文していると脳に刺激がいきません。

よくある誤解ですが「日替わり定食」は中身に変化はついていても、考えているのはお店の人。

今日は「どんなメニューにしようか」「どんなものを食べたい気分なのか」と考えること自体が、脳の認知機能の衰えをセーブするのです。

使わないと衰えてしまい、使えば使うほど活性化するのが「脳」。

さまざまな料理を食べることで「**おいしい、楽しい、珍しい**」**といった刺激が、脳を若くする**のです。

バラエティー豊かな食事は、栄養のバランスを整えるだけでなく、**死亡リスクを下げたり、がんや認知症を予防する効果**までが明らかになっています。

国立がん研究センターの研究によると、食品のバラエティーが豊富（多様性と呼びます）なほど、女性の全死亡リスクが19％、循環器疾患死亡リスクが34％、そのほかの死亡リスクが24％も低くなっています。男性も参考になりますね。

食べた食品の種類の多さと死亡リスクとの関連については、男性は摂取する果物の種類が多いほど、女性は摂取する大豆製品の種類が多いほど、死亡のリスクが低下する傾向が見られました。

ほかにも同時に食べる食品数が多いほど、日頃の栄養素の摂取量が良好であることもわかったのです。

ぜひ、外食でも回転食にして食べる食品数をどんどん増やしていきましょう。

あじ、いわし、さんま……ぼけない人の「青魚の愉しみ方」

回転食の魅力は、「認知症を防ぐ＋重症化を防ぐ」効果があることです。

いろいろな食品を食べることで、栄養バランスが整い、**体が元気になる**と同時に、**脳までシャキッとしてくる**のです。

認知症といえば魚を連想する人も多いと思います。

「魚を食べない人に比べて、魚を食べる回数が増えるほど認知症になりにくい。できれば、週5回は食べたほうがいい」という研究結果があります。

そこで、肉・魚を回転食として食べる際に、**魚の種類を豊富にして重ならないようにすると、すばらしい相乗効果**が得られます。

脳機能を維持するために役立つ成分としてＥＰＡ（エイコサペンタエン酸）や

DHA（ドコサヘキサエン酸）があります。魚にはこの2つの成分が豊富。

特に、青魚（あじ、いわし、さんま、さば、ぶりなど）をよく食べると、認知機能低下のリスクを下げることが明らかになっています。

認知症を防ぐために回転食をおすすめするのには、理由があります。

国立長寿医療研究センターの研究によると、「**中高年期でさまざまな食品を食べると、脳の認知機能が下がるのを食い止める**」ということが明らかになったからです。しかも、食べる食品数が多いほど、必要な栄養素がしっかりとれていることも示しています。

青魚でもいくつか種類があるように、特定の魚ばかりを食べるより、種類を変えて、いろいろな魚を食べると一層効果的です。

というのも、**同じ青魚でも、含まれる栄養素には違いがある**からです。

たとえば、いわしにはセレンが豊富、ぶりはビタミンB_1、あじはビタミンB_2、さんまはビタミンB_{12}、さばはナイアシンなどが多いのです。

つまり、青魚同士でも種類が重ならないように回転させると、たくさんの栄養がとれるということ。

魚は旬であることはもちろん、料理方法によってEPAとDHAがとれる量が変わってきます。フライのように魚を揚げてしまうと、この2つの成分が揚げ油に逃げてしまって約半分に減ってしまいます。

刺身で食べるのが理想ですが、**焼き魚や煮魚で食べるといい**でしょう。

バラエティー豊富な食品を揃えるために買い物に行ったり、メニューを考える、料理をするといったことも脳の機能を支えます。食後の食器洗いなど、片づけもいいですね。

認知機能の低下を防ぐのは、「単一の食事よりもさまざまな食品を使ったバランスのいい食事」「1日3回の食事」ということが、さまざまな研究から明らかになっています。

認知症のリスクを下げるためにも、回転食で食べる品数を増やして、毎日同じような時間に3食食べることを目指しましょう。

2章

65歳から「免疫力が上がる」おいしい食べ方

「卵をよく食べる65歳」は「重症化リスク」が低い

65歳からは、「病気にならない」ように免疫力を上げておくことが重要です。

たとえ、病気になったとしても「重症化させない」「早く回復する」こと。

そこで大切な栄養素が「たんぱく質」でしたよね。

ただ、65歳からは、たんぱく質を食べても効率よく体が利用できなくなるため、食事で十分な量を補う必要があります。

そこで、私が**真っ先におすすめしたいたんぱく質食材が**「**卵**」です。

卵には、体に必要なアミノ酸がバランスよく含まれている良質なたんぱく質が豊富。

最大の特長は、良質なたんぱく質のほかに、ビタミン・ミネラル類も多く含まれることです。じつは、**卵ほど数多くの栄養素が一緒にとれる食品はありません**。

卵はどんどん新しい免疫細胞をつくり出し、病気と戦う力を高めます。血液も増やしてくれるので、体に栄養が行き渡って免疫システムがしっかり働くようになります。

鼻やのどの「粘膜」を健康にして、ウイルスや病原菌の侵入をブロックします。

さらに、新陳代謝が活発になるため、体がエネルギーに満ちて若くなり、疲労回復も早くなります。もちろん卵は65歳からの栄養源としてとても優秀。衰えがちな体力のパワーアップにも欠かせません。

卵には「亜鉛」が豊富です。亜鉛は免疫細胞の要である**NK（ナチュラルキラー）細胞を増やして免疫力を高める**働きがあります。さらに炎症を抑えたり、免疫機能全般を活発にするのです。亜鉛は牡蠣や牛肉にも多いですが、卵でとると、同時に含まれる栄養素との相乗効果を得やすくなります。

卵には「イオウ」も含まれています。温泉で独特なにおいの原因をつくるイオウです。イオウは、体に有害なミネラル類が蓄積するのを防ぎます。また、病気の原因になる病原菌の感染をブロックする力をつけてくれます。

さらに、卵にはシスタチンがたくさん含まれます。シスタチンは、外から侵入してきたかぜやインフルエンザなどのウイルスの感染予防に強力な防御力を持ちます。

卵のすごさは、**全身を若くして、病気に対する抵抗力を高める**ということです。

ご存じのように、卵にはコレステロールが多く含まれていますが、悪者ではありません。じつは、コレステロールが細胞同士の隙間を埋めて、粘膜の乾燥を防いでくれるのです。しかもコレステロールはホルモンや細胞膜の材料にもなります。

つまり、コレステロールは若くて元気な免疫細胞の材料として活躍するのです。

ここで知ってほしいのは「食事からのコレステロールは、血液検査のコレステロール値ではない」ということ。

食事からのコレステロールも、ＬＤＬ（悪玉）コレステロールを高くします。ただ、個人差が大きく、飽和脂肪酸（肉の脂身やバター、生クリームに多い）と比べると影響が小さいことが知られています。

それに、同じ食卓でコレステロールを下げる野菜や魚を食べれば、打ち消すこともできます。コレステロールに気をとられて、栄養豊富な卵をシャットアウトしてしまうのはもったいないのです。

卵の食べ方は「**半熟卵**」がおすすめです。生卵や固ゆで卵、卵焼きに比べて消化がよくなるからです。半熟卵はかぜのひきはじめなど、病気の前兆を感じたときの予防食としても効果を発揮します。

卵は食べすぎなければ問題ありません。**1週間で6〜7個を目安**にしましょう。コレステロールが気になる人は、2〜3日に1個くらいが目安です。高コレステロール血症で治療中の場合は主治医と相談すれば安心です。

卵料理は、オムレツのように一度に2個くらい使うことが多いものです。1週間〜1カ月間の平均を見て、ちょうどいい量を食べましょう。

なお、半熟卵をつくる際は、必ず新鮮な卵を使ってください。卵の消費期限は「生食できる期限」を示したものです。絶対に消費期限の範囲内に食べましょう。新鮮な卵を使わないと食中毒を起こしますので、くれぐれも注意してください。

「はちみつ×ヨーグルト」のダブル効果で腸免疫力アップ！

腸を元気にすることが「免疫力アップ」の近道――「免疫の7割」は腸がつかさどっているからです。

ヨーグルトが腸にいいことは、みなさんご存じのとおりです。ヨーグルトほど腸の免疫力を上げるために即効性の高い食品はありません。

ヨーグルトの善玉菌が腸の免疫力を力強くします。なんと1～2週間食べるだけでも効果があるとされているのです。

じつは、**さらに腸の免疫力を高める効果的な食べ方**があります。

それがヨーグルトにはちみつをかけた「はちみつヨーグルト」です。

残念ながら、口から入ってくる善玉菌は、腸内に届いても棲みつくことはできません。ヨーグルトの善玉菌は腸内に2～3日しかいない「通過菌」なのです。しかし、ヨーグルトから届いた善玉菌はもともと棲みついている「常在菌」である善玉菌を助けます。つまり、ヨーグルトは常在菌の善玉菌を刺激して免疫力を高める働きがあるのです。

ヨーグルトの善玉菌は腸の中で3日程度で死んでしまいます。ですから、**最低でも3日に1回、理想を言えば毎朝食べる**と免疫力が高まります。

朝食べると、排便を促す効果があるのもポイントが高いですね。便が長く腸にいると悪玉菌が増えるので、さっさと外に出して腸内環境をよくしましょう。

ところで、なぜ「砂糖」ではなく「はちみつ」なのでしょうか？

理由は、はちみつに**善玉菌を増やすオリゴ糖がたっぷり**含まれているから。そして、はちみつのオリゴ糖が常在菌の善玉菌を増やして、免疫力を持ち上げてくれます。

さらに、はちみつの甘みも大切です。甘みは、自律神経をリラックスさせて免疫機能を整えてくれます。

「はちみつヨーグルト」を毎朝食べるだけで、みるみる免疫力がアップするのです。

気になるのは、ヨーグルトとはちみつの選び方ですよね。

ヨーグルトはトクホ（特定保健用食品）の「お腹の調子を整える」プレーンタイプがおすすめ。一般的なヨーグルトに比べて、大量の善玉菌が含まれています。

たとえば、「明治ブルガリアヨーグルトＬＢ81」のように、通常のヨーグルトよりも**善玉菌が約10倍も含まれている**商品があります。

腸の善玉菌の割合は、離乳期頃の赤ちゃんで、90％以上が善玉菌で占められています。ところが、50歳をすぎた頃には、善玉菌の量が半分にまで減ってしまいます。

これが年齢とともに免疫力が落ちてしまう原因の1つです。

ですから、はちみつヨーグルトを毎朝食べて、善玉菌をどんどん腸に届けてあげましょう。それが免疫力アップの秘訣です。

さらに、一歩進んだ食べ方は、ヨーグルトの菌の種類にこだわること。

善玉菌は乳酸菌やビフィズス菌など数多くの種類があります。じつは、ヨーグルトはメーカーによって菌の種類やその配合比率が異なるのです。

腸の免疫力を高める最強コンビ

おいしくて、体にいい食べ方！

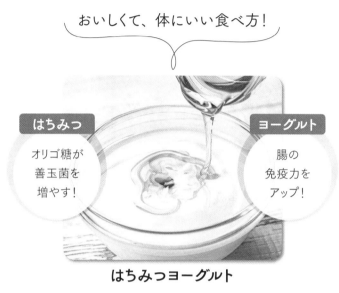

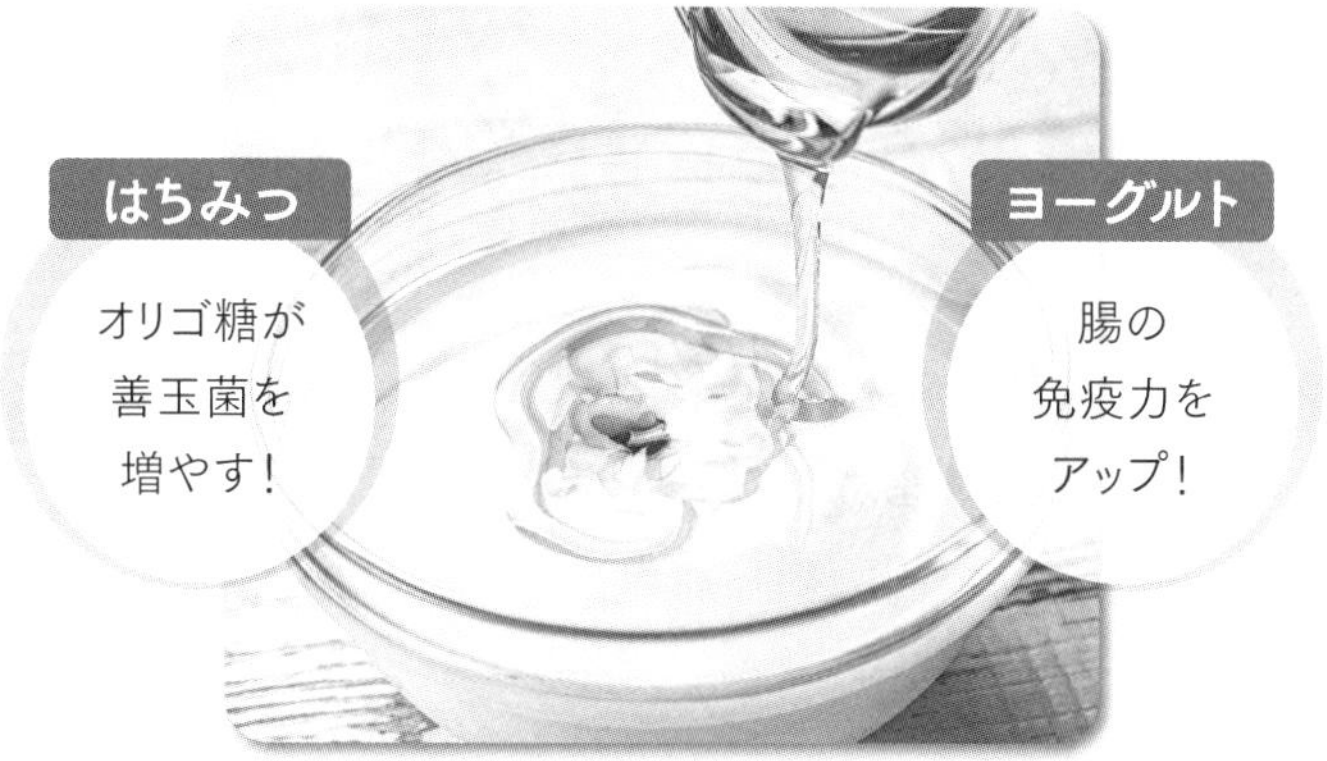
はちみつ
オリゴ糖が
善玉菌を
増やす！
ヨーグルト
腸の
免疫力を
アップ！

はちみつヨーグルト

選び方のコツ

はちみつ

- 「純粋はちみつ」を選ぼう！

ヨーグルト

- トクホのプレーンタイプがおすすめ！
- 「明治ブルガリアヨーグルトLB81」は善玉菌が約10倍！

そこで、**いろいろな種類のヨーグルトを食べてみて、自分の腸内に棲んでいる善玉菌との相性を確かめてみる**のです。

まず、トクホのヨーグルト、A社のものを毎日100グラムを連続して1週間食べます。次にB社、C社と食べ比べるのです。このなかで、一番お通じがスムーズなヨーグルトがあります。それが自分の体質にピッタリなヨーグルトです。

はちみつは、種類や産地よりも、パッケージのラベルをチェックすることが大事。**必ず「純粋はちみつ」を選んでください**。「加糖」や「精製」タイプは、「純粋」に比べて、はちみつ本来の栄養成分が格段に落ちます。

ヨーグルトは1日1回100グラム程度。はちみつは小さじ1~2杯が目安です。

ちなみに、ヨーグルトには、果物などがブレンドしてあるタイプや小さいパックが3~4個ほどつながったものがあります。これらは免疫力アップにはあまり効果がありません。根本的にヨーグルトの量が少ないからです。

ヨーグルトに混じっている果物は、加工の段階で健康効果は破壊されています。免疫力アップは期待できません。

焼き芋――「腸の大そうじ」ができるすごいスイーツ

おいしく食べるだけで「免疫力が上がる」すごいおやつがあります。

「焼き芋」です。焼き芋の甘みはおやつにぴったりのおいしさ。

でも、焼き芋はほかのスイーツ類とは一線を画します。食物繊維が豊富なおやつだからです。おいしくて、食物繊維がたっぷりとれて、「免疫の要」である腸の大そうじまでできてしまう「**一石三鳥のおやつ**」、**それが焼き芋**なのです。

そもそも食物繊維が多い食品は固いものばかり。ところが、焼き芋は甘くて柔らかいのが最大の特長。焼き芋は、歯が弱くなっている人、歯がはえ揃っていない子どもにも食べやすい食物繊維の補給源です。柔らかいのに、免疫力の要である腸を元気にする力が高いおやつなんて、ほかにはありません。

焼き芋のよさを最大限に引き出す食べ方は、「**冷やして食べる**」こと。冷蔵庫に入れてしっかり冷やすことがポイントです。

焼き芋は冷やすと、でんぷんが消化されにくい「**レジスタントスターチに変身**」します。レジスタントスターチは、水溶性と不溶性2つの食物繊維の特長を兼ね備えています。腸に棲む**善玉菌を元気づけて活発にする**のにとても役立つのです。

65歳からは、何もしないでいると、腸内で悪玉菌が優勢になって善玉菌が減ってしまいます。意識して善玉菌を増やしていくことが免疫力アップに必要です。

焼き芋は、腸をきれいにして善玉菌を優勢にする優れものだったのです。

さらに効果的な食べ方があります。焼き芋の「**皮を薄くはがす**」ことです。

皮と実の近くには、水溶性食物繊維とさつまいもの特有成分であるヤラピンが多く含まれています。ヤラピンとは、さつまいもを切ってしばらくおくとにじみ出てくるミルク状の白い液体のこと。ヤラピンはお通じをよくする強力な味方です。

さつまいもに豊富な水溶性食物繊維とヤラピンの相乗効果で、お通じがスムーズになるのです。冷やした焼き芋で、腸の大そうじをしてしまいましょう。

焼き芋はおいしくて栄養満点！

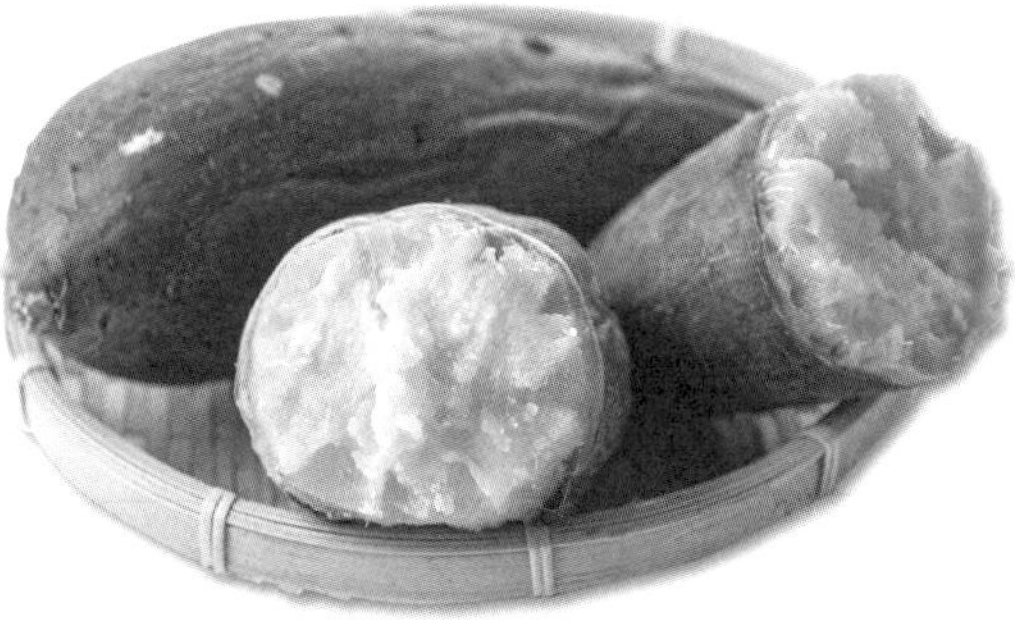
甘くて、おいしくて、免疫力アップ！
食物繊維が豊富！
腸がきれいになる！

焼き芋

食べ方のコツ

- 「冷やして食べる」と、腸の善玉菌が増えて、免疫力アップ！
- 皮を薄くはがして食べると、お通じがよくなる。

焼き芋はトラックなどで移動販売をしている石焼き芋や専用店、スーパーなどで販売されています。市販の焼き芋が手軽ですが、オーブントースターでもつくれます。

つくり方は、さつまいもをよく洗って汚れをとります。表面の水分と汚れを拭きとったら、**アルミホイルにくるんで皮がしなしなになるまで焼きます**。

目安は高温（240℃ぐらい）で約30分です。時間はかかりますが、ほったらかしでかまいません。これなら皮ごと食べても安心で、食物繊維とヤラピンを逃すことなくとれます。さつまいもは小ぶりのものを選ぶと甘みを感じやすくなります。

そして耳寄りな情報があります。それは「**焼き芋を冷凍する**」こと。この冷凍焼き芋を少し解凍させて食べると、アイスクリームのようになるのです。甘みはしっかりあるのに、免疫力アップになるなんて、ぜいたくですよね！

さつまいもは2〜3週に1〜2回、1回の目安は、細めなら1本、大きめなら1／2本です。休日なら家族のおやつとして午後3時頃に食べるのがおすすめ。予想外に満腹感がでるので、夕食で食べすぎるのを防ぎ、ダイエット効果があります。

「あんかけしょうが」は体を温める最高の食べ方

「夏冷え」という言葉をご存じでしょうか？

もともと「冷え」は寒い冬の現象です。ところが夏でもクーラーの影響で手先や足先、肩、お腹の冷えが起きてしまうのです。

体が冷えると、病気になりやすくなったり、回復が遅くなったりしますので、早く手を打ちましょう。

冷えの特効薬といえば「しょうが」。しょうがは、冷えから体を守る漢方薬の材料としても重宝されています。そして、**しょうがの「温め効果」を最大限に高める食べ方が「あんかけしょうが」**です。

そもそも体が冷えると、自律神経のバランスが乱れてしまい、免疫力が低下してしまいます。

逆に、体がぽかぽかと温まると自律神経のバランスがよくなり、免疫力が回復するのです。

室温や服装を調節してもなかなか温かくならない人は、自律神経のバランスが乱れて血流の調節がうまくいかなくなっている可能性があります。

冬だけでなく、年間を通して冷えを感じる人は、こまめにしょうがを取り入れると「冷えによる免疫力の低下」を防ぐことができるのです。

しょうがは収穫時期によって「新しょうが」「根しょうが」など種類がありま す。**おすすめは、1年中スーパーなどで購入できる「根しょうが」**です。

しょうがの健康効果は「辛み成分」に秘密があります。根しょうがは、辛み成分が一番豊富で健康効果が高いのです。

しょうがの辛味成分は「ショウガオール」や「ジンゲロン」によるものです。これらの成分には血行をよくする効果があります。血行がよくなると体に温かみが戻ってくるのです。

しかも、辛みは口の中やのどにある「温覚」を刺激して、食べるだけで体が温かく感じます。さらに「ジンゲロン」には、体に蓄積した**脂肪を燃焼するダイエット効果があるのも嬉しい**ところ。

しょうがの効果を効率よくとり入れるには「すりおろす」こと。すりおろすことで辛み成分がしっかり出るからです。そして、すりおろしたしょうがの温め効果を最大にするのが「あんかけ」。あんかけにすることで熱が冷めにくく、ほかの温度を保ちやすくなるのです。

「あんかけ」とは、水溶き片栗粉を加熱してとろみをつけた状態にすること。なめらかなあんかけをつくるには、沸騰したところでいったん火を止めて流し入れ、全体を混ぜてから再加熱することです。1分程度加熱して、ツヤが出て好みのとろみ加減になったら、火を止めます。

温め効果をすぐに実感できるのは、すまし汁やうどんの汁におろししょうがを入れて、あんかけにすることです。ほっこりした温かいスープが、お腹から全身をぽかぽかにするのです。

おろししょうがとあんかけは、味の相性がぴったり。とろみにしょうがの味がアクセントになります。しょうがの辛味がおいしさを引き立てるのです。

おろししょうがの入ったあんかけうどんは、病気になって**食欲がないときの回復食としてもおすすめ**です。水分が多いあんかけメニューがよいので、中華風スープをあんかけにしてもいいですね。

しょうがの温め成分は、時間が経つと効果が薄れてしまいます。なるべく使う前に料理をしましょう。

チューブのおろししょうがは、生の根しょうがに比べて温め成分が飛んでいるので、多めに使うのがコツです。

しょうがはあくまで薬味なので、小さじ1／2杯程度が目安。レシピなどにある「しょうがひとかけ」というのは、親指の頭くらいのサイズです。

夏バテには「甘酒を冷やして飲む」

疲れやだるさを放置しておくと免疫力はダウンします。「なんとなくだるい」という感じが続くだけでも、病気になりやすい体になってしまいます。

疲れはすぐにとることがポイント。

そこでおすすめなのが、**疲労回復に絶大な効果がある「甘酒」**です。

甘酒は、江戸時代から夏バテ防止のために飲まれていました。意外なことに、甘酒は俳句では夏の季語。厳しい暑さを乗り切る飲みものとして親しまれていたのです。

暑い時期は甘酒を**冷やして飲むのがおすすめ**。冷たくても甘酒ならではの自然な甘みがリラックス効果をもたらすからです。

甘酒は別名「**飲む点滴**」と言われています。「**飲んですぐに効く**」と実感できるほど絶大な効果があります。

「疲れたらすぐに飲む」——これが甘酒の理想的な飲み方です。

甘酒で疲れを吹き飛ばすと免疫力はぐんぐん回復します。もちろん寒い時期に甘酒でほっこり温まるのもいいですね。

甘酒は酒粕からつくられたものと、米麹からつくられたものがあります。どちらも原料を発酵させたもので、腸を活性化させる「腸活」にも効果的です。

米麹の甘酒に比べて、酒粕の甘酒には「**レジスタントスターチ**」**と**「**レジスタントプロテイン**」**が格段に多く含まれています**。この2つの成分は、食物繊維のような働きをもっています。

食物繊維は免疫をつかさどる「腸」の大そうじをしてくれる大事な成分。甘い飲みもので食物繊維のような効果が得られるのは手軽で嬉しいですね。便秘やおならがにおうときは、腸に悪玉菌が増えすぎている証拠。ぜひ、甘酒を飲んでみてください。

甘酒は夏場の「免疫回復」にピッタリ！

疲れにすぐ効く！

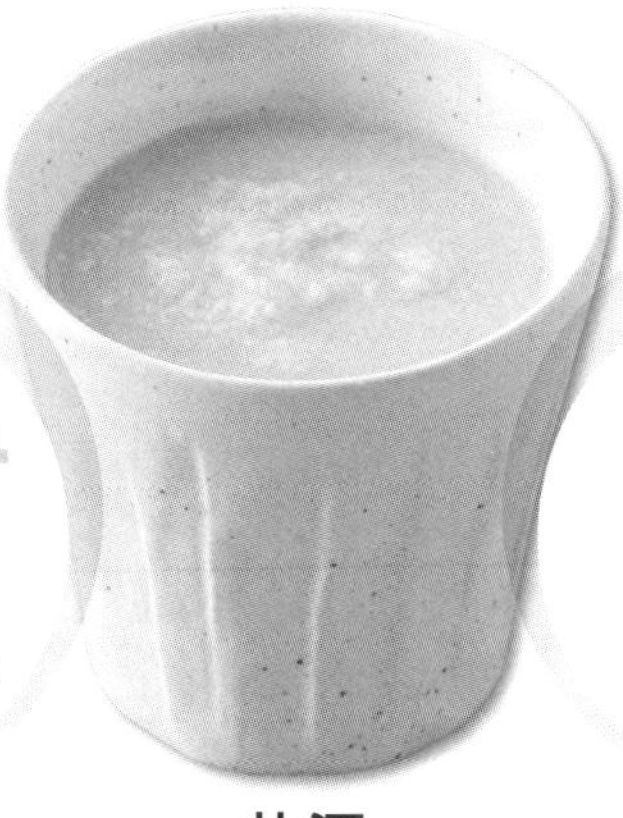

酒粕から
つくったもの

腸の大そうじ！

血糖値や
コレステロール、
中性脂肪を下げる

米麹から
つくったもの

**抗酸化力
が抜群！**

老化を防ぐ

甘酒

疲れたらすぐ飲む！

レジスタントスターチは腸内で腸内細菌のエサとなり、腸内環境を整える働きがあることがわかっています。ほかにも、血糖値の上昇を抑えたり、血中コレステロール値や中性脂肪を下げる働きも期待されています。

レジスタントプロテインは食べものに含まれる脂質やコレステロールをキャッチし、包み込むようにして体外へと運び出す作用や、腸内で免疫力アップに役立つ細菌を増やす働きをもっています。

米麹の甘酒には、酒粕からつくられた甘酒にはない特別な成分が含まれています。その**お得な成分が「エルゴチオネイン」**です。

エルゴチオネインは、**ビタミンCよりも強い抗酸化作用**があり、体を老化から守ってくれるのです。老化は免疫力を下げてしまうので、甘酒を飲んで免疫力が若返るようにしましょう。

気になるのは甘酒の甘さ。酒粕の甘酒の場合はつくるときに砂糖を混ぜています。ただ、砂糖の量は多くないので心配するほどではありません。

一方、米麹からつくる甘酒は、お米に含まれるでんぷんを麹菌で分解したブドウ糖です（砂糖はブドウ糖と果糖が結合した二糖類です）。

ブドウ糖は体のエネルギー源としてすぐに使えます。甘酒のブドウ糖は甘みが強く、体だけでなく脳も喜ぶ成分です。甘酒にたっぷりあるブドウ糖は、体はもちろん、**脳のエネルギー源として即戦力**になります。特にブドウ糖の甘みは脳に働きかけて、ほっと一息つくといった安らぎを生むのです。

甘酒はストレスによる食べすぎ、お酒の飲みすぎといった余計な食欲を消してくれます。ほどほどのカロリーしかない（200ミリリットルで約120キロカロリー）ので、「**小腹が空いたときの食間のつなぎ**」としても向いています。

すばらしい効果のある甘酒ですが、1日の目安量はミニパック（缶入り）1本、200CCくらいが目安。飲みすぎると糖質の取りすぎになってしまいます。

そのため、甘酒は「砂糖無添加」タイプがおすすめ。

甘酒は毎日の習慣にする必要はありません。「疲れたときにちょっと飲む」というのがちょうどいいですね。

「なんだか味が薄い」……「味覚の老化」を効果的に防ぐ法

65歳をすぎると、いつもの料理の味が薄く感じたり、おいしくなくなってしまうことがあります。味のついたおかずに追加して醤油をかけることもでてきます。そんな味の好みの変化や、味がわからなくなったら免疫力がピンチです。

そもそも「味覚」は、年齢とともに衰えます。60歳までに比べて漬物や佃煮のように濃いめの味つけが好きになったり、今まで以上に甘みが強いものが好きになるような変化が起きます。

これは舌の味細胞の老化で味覚が鈍感になったり、年齢によるドライマウス（唾液不足）が原因です。まさに味覚に関する異常です。

味覚の変化は老化のサイン――。味の感覚がおかしくなってきただけで、老化による免疫力の低下が疑われるのです。

さらに、65歳から気をつけたいのが「味覚障害」です。味覚障害とは食べものの味がわからなくなったり、砂を噛んでいるような味になるといった状態になります。

この症状が起きると食欲が激減してしまいます。すると体にある免疫システムが栄養不足で働かなくなってしまうのです。

じつは、味の感覚が狂ったり、味覚障害が起きるのは**亜鉛不足**だから。亜鉛不足とは聞き慣れないかもしれません。でも、65歳をすぎると、思いも寄らない成分が不足していたということがあり得るのです。

亜鉛は不足するとかぜをひきやすくなります。体にウイルスや病原菌が入ると、これらを追い出そうとする免疫反応が起きます。

ところが亜鉛が足りないと、この免疫反応がうまく働かないのです。しかも亜鉛は体内でコラーゲンをつくる際に重要な役割をしています。

コラーゲンは美肌効果だけではありません。細胞同士の隙間から病気の原因になるウイルスや病原菌の侵入をはじいてくれます。亜鉛は、亜鉛そのものが免疫力を高めるだけでなく、体の防御力を強くしてくれるのです。

日頃から亜鉛を食べるためにとてもよいのが「牡蠣」です。あらゆる食品の中で、**「亜鉛といえば牡蠣」**と連想するほど豊富に含まれています。

牡蠣のすばらしさは低脂肪のたんぱく質源であり、栄養成分が豊富なところ。牡蠣は**「海のミルク」**と呼ばれているほどです。

そして、牡蠣にはタウリンも豊富。タウリンは肝臓の機能をサポートする効果が有名で、栄養ドリンクに含まれていることもあります。栄養ドリンクはカフェインが多いので常用には向きませんが、牡蠣なら安心してタウリンをたっぷりとれます。

しかも、タウリンが虚血性心疾患（動脈硬化や血栓の影響などで起きる心臓の病気）の予防に役立つことが明らかになっているのです。

牡蠣は英語で「Rのつかない月には食べるな」という言い伝えがあります。これはRのつかない月に食べると食中毒を起こして危険だったからです。

「海のミルク」牡蠣で味覚を整える

味覚の変化は老化のサイン
——そこで牡蠣の出番！

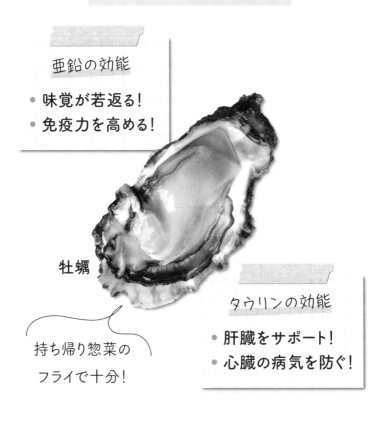

亜鉛の効能

- 味覚が若返る！
- 免疫力を高める！

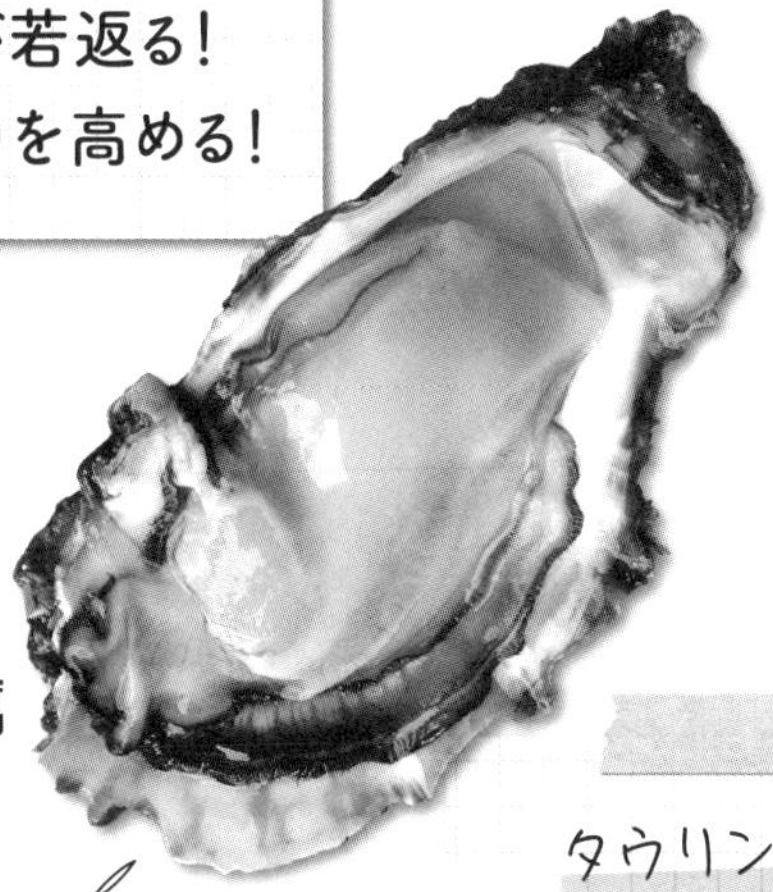

牡蠣

持ち帰り惣菜の
フライで十分！

タウリンの効能

- 肝臓をサポート！
- 心臓の病気を防ぐ！

たとえば9月のSeptemberから4月のAprilは毎月Rがついているので OK。ところが5月のMayから8月のAugustまではRがつかないのでダメというわけです。

たしかに牡蠣の旬は寒くなった冬から春先までなので、なんとなく合ってますね。といっても、これは冷凍庫・冷蔵庫が発達していない時代の話。今は、冷凍牡蠣フライが年中、出回っています。

亜鉛やタウリンは、フライにしても損失が出たりはしないので安心です。もちろん、おうちで揚げ物にしなくても、牡蠣フライの**持ち帰り惣菜で十分**です。

揚げ物の脂肪が気になる場合は、タルタルソースではなく、醤油、ソース、レモン汁などをつければ、おいしさはそのままで余計な脂肪をカットすることができます。

滋養強壮効果を高める「にんにく」のおいしい食べ方

にんにくは古くから弱った体を元気づける効果が知られています。

古代エジプトでは、ピラミッドを建設する労働者の体力づくりのために愛用されていました。医薬品がない時代には、**にんにくは「万能薬」**として重宝されていた歴史があります。

日本に伝わったのは8～9世紀で、薬用植物として使われていました。現在のように、薬味として使われるようになったのは戦後からです。

それほどの薬効があるにんにくの秘密は、特有の辛みと刺激のあるにおいです。

にんにくは世界的ながん研究で**「ほぼ確実」に大腸がんのリスクを下げる**と評価されています。

にんにくに多く含まれるのが、辛みとにおい成分である硫化アリル。

硫化アリルは免疫力を高めてがんの発生を抑えます。しかも発がん物質を解毒してくれるのです。硫化アリルには**高い滋養強壮作用**があり、**素早く疲労回復**をする効果もあります。

そんな硫化アリルの種類の中でも、独特の刺激臭のもととなるアリシンに注目が集まっています。

アリシンは、がん細胞をビシバシと攻撃する力が強いナチュラルキラー細胞（NK細胞）を活発にしてがんを撃退します。しかも、アリシンはビタミンB_1と結びついて疲労回復効果を発揮するのです。

疲れた体は免疫力を落とすので、スタミナをつける成分は助かりますね。そして、硫化アリルとアリシンの両方に動脈硬化や心筋梗塞などを防ぐ効果があるのも嬉しいところ。硫化アリルは、スライスや刻む、おろすとたくさん出ます。

にんにくは「生で食べる」のが一番。なぜなら、硫化アリルが熱に弱いからです。しかも、チューブ入りや粉末では効果が落ちてしまうので、粒を買いましょう。

おすすめの食べ方は、「**かつおのたたきの薬味として食べる**」こと。なにより も味の相性がよくておいしいのがいいですね。また、にんにくを薬味として生で使い、ほどほどの量を食べるのに最適な点もポイントです。

にんにくには臭みを消す効果があるので、血合いの多いかつおも食べやすくなります。

にんにくは火を通しても効果を発揮します。加熱すると生に特有の、とがった味と風味がマイルドになって香ばしくなります。そして加熱すると「アホエン」と呼ばれるイオウ化合物ができるのです。

アホエンには、がんを抑える作用や血栓を予防、改善する作用が認められています。アホエンは油を使って調理すると効率よくとれますが、低温で加熱したときにしかできません。ですから、にんにくを**炒めるときは低めの温度で料理するのが秘訣**です。

料理をする際のコツは、油が温まっていないときからスライスしたにんにくを入れること。ステーキやチャーハンのおいしさがアップします。

にんにくは年間を通して出回っているので、いつでも旬の栄養が楽しめます。少し緑色がかった芯は、新しい芽となる部分。食べても問題はありませんがにおいが強すぎてえぐ味があります。縦半分に切ったあと、とり除いたほうがおいしいです。

新鮮なものや、芽が育っていなければとらなくても構いません。

ただし、にんにくは刺激が強いので、食べすぎると胃を痛めます。1日1片程度にしましょう。

3章

「一生、自分の足でスタスタ歩ける」おいしい食べ方

1日1杯の牛乳で、一生スタスタ歩ける？

和食は世界の「健康長寿食」です。

特に、和食を支える海藻、緑黄色野菜、魚、緑茶の摂取量が多い人は、総死亡リスクが3～11％も低下することが明らかになっています。

ところが、残念なことに**和食にも決定的な弱点が2つ**あります。それは、「鉄・カルシウム不足」と「塩分過剰」です。

和食には牛乳など乳製品が含まれないため、必然的に鉄・カルシウムが不足してしまいます。

じつは**免疫力を高めるために、なくてはならないのがカルシウム**。

カルシウムは骨や歯をつくる材料になります。免疫細胞である白血球がどんどん病原菌をやっつけるのを助けます。十分な量のカルシウムがないと骨粗鬆症をはじめ、高血圧、動脈硬化を招くこともあります。

ところが国民健康・栄養調査によると、ここ30年あまり、日本人はカルシウムの摂取量が慢性的に不足しているのです。

ふだん和食が中心の人も、カルシウムを積極的にとることをおすすめします。カルシウムといえば、牛乳やヨーグルトといった乳製品です。ご想像どおり、牛乳はカルシウムが豊富な食品。牛乳は**コップ1杯（200ミリリットル）を飲むだけで、1日に必要なカルシウムの1／3がとれる優れもの**です。

要介護にならず、一生元気にすごすためには「骨の健康」が大切です。

骨粗鬆症になると骨の密度が低くなり、全身の骨がもろくなって骨折しやすくなってしまいます。特に女性は、閉経直後の8～10年間に、骨密度が急速に減少するので、骨粗鬆症のリスクが高いのです（男性は女性の1／4）。

65歳をすぎると、男女を問わずバランス感覚や反射神経の反応が落ちてしまい、転倒しやすくなります。やっかいなのが、脚のつけ根・股関節に近い部分の骨折。

この骨折を起こすと手術や治療をするために一定の期間、安静が必要になります。

この安静期間がくせ者で、みるみる筋肉が減ってしまいます。手術後は、歩くと痛みが出るため、歩くことがおっくうになります。こうして、寝たきりへと移行しやすくなってしまうのです。

骨粗鬆症が「寝たきりの入り口」として恐れられているゆえんです。

日頃から、しっかりとカルシウムをとっておくことが大切です。

意外なことに、骨の1／4はたんぱく質。ですから、カルシウムがたっぷりで、たんぱく質が豊富な牛乳は、骨粗鬆症を防ぐのにとてもおすすめの食品なのです。

牛乳には、「カゼイン」と「ラクトフェリン」という牛乳ならではの免疫力アップ成分が豊富。カゼインは、牛乳に含まれるたんぱく質の80％を占める成分で、カルシウムの吸収をよくして免疫機能を元気づけます。

なんといっても重要なのがラクトフェリン。**感染症から体を守るすごい力**を持っています。また、病気の原因になる大腸菌などが増えるのを防ぎ、免疫力を上げるビフィズス菌などを増やす働きがあります。

ほかにもラクトフェリンには、抗菌作用や炎症を抑える作用、免疫力そのものをパワーアップさせる効果があるのです。

乳製品を多く食べている人は、そうでない人に比べて約20％も死亡と心血管疾患が少なかったという研究もあります。

では、牛乳はどのようなものを選べばよいのでしょうか？

牛乳は、「**普通タイプのものを選ぶ**」ことが重要です。

低脂肪タイプは、牛乳特有の免疫成分が減ってしまいます。鉄やカルシウムを増やした低脂肪牛乳もありますが、カゼインやラクトフェリンのことを考慮すると、普通タイプがいいのです。

特濃タイプの牛乳は、乳脂肪が多すぎてコレステロールのとりすぎの原因になってしまいます。牛乳は栄養成分が豊富ですが、飲みすぎるとメタボの原因になってしまうため、量を守ることも大切です。

牛乳は1日コップ1杯が目安。コーヒーに加えてカフェオレとして、紅茶に加えてロイヤルミルクティーとして飲んでもおいしいですね。

「牛しゃぶ」を食べる人ほど、なぜ足腰が元気？

老化は、筋肉量・筋力の低下と比例して進行してしまいます。

「老化は足から」と言われるように、足の筋肉は弱りやすいため、特に注意が必要。

65歳からは、おいしいお肉を食べて、老化をしっかり食い止めましょう。

おすすめは、なんといっても「牛肉」です。**65歳からお肉を食べるなら、まずは牛肉**——そう言ってもいいほどです。あらゆる肉類の中で牛肉をおすすめする理由は、「良質なたんぱく質」「鉄・亜鉛」が豊富だからです。

何度も説明してきたとおり、たんぱく質は筋肉をつくり、若返りをするために必須の栄養素。しかも、免疫細胞の材料にもなります。

鉄は免疫力アップに欠かせません。病気に対して抵抗力を高める働きがあります。

もともと鉄は吸収率が低い栄養素ですが、**牛肉の鉄は吸収効率がいい**のです。日本人はここ30年ほど慢性的に鉄が不足しています（国民健康・栄養調査より）。鉄といえばレバーを連想するかもしれませんが、苦手な人が多い食品。そこで牛肉を鉄の補給源として利用してみましょう。

鉄が十分にあると、血液が豊かになって全身に元気がみなぎります。牛肉の赤い色は鉄が多い証拠。なので、**赤身の多い肉を選ぶ**のがいいですね。

亜鉛が十分にあると、牛肉のたんぱく質を使って、どんどん新しい細胞をつくる新陳代謝が活発になります。亜鉛は、効率よく筋肉をつくって、体を若返らせるのに重要な働きをするのです。

牛肉はたんぱく質と鉄、亜鉛の3つが揃っていることも特長。これら3つの成分はコラーゲンの材料になります。コラーゲンは肌の潤い成分にもなりますが、内臓や骨を丈夫にすることにも役立つのです。

肝心の食べ方は「**牛肉のしゃぶしゃぶ**」**がイチオシ**です。

その理由は、余計な脂肪を落として、メタボを抑えることができるから。

牛肉には脂身がついているので、油断すると脂肪が多くなりがち。この脂身が、悪い意味でのコレステロールの原因になります。つまり、脂身からの余計な脂肪を落とし、牛肉の長所だけをとり入れるために「しゃぶしゃぶで食べる」のです。

しゃぶしゃぶという名称の由来は、牛肉料理店の店員がおしぼりをたらいですすぐ様子が、牛肉をだし汁にくぐらせる様子に似ていることなどにあるとされています。

牛肉の脂はだし汁（お湯）にくぐらせると溶け出します。その際に、脂だけでなくアクを除くことができるのでおいしくなるのです。ポン酢で食べると、ごまだれに比べてさらに余計な脂肪や塩分をカットできるので、おすすめです。

牛肉は部位によって赤身の量が違ってきます。赤身が多く、脂肪の量もほどほどで、肉のうま味があるのが「もも」や「ロース」。**ももやロースをしゃぶしゃぶで食べるのが一番**です。

暑い時期は、しゃぶしゃぶにした牛肉を冷水につけてサラダに入れて食べるとサッパリとしておいしく食べられます。

お肉のイチオシは「牛肉のしゃぶしゃぶ」！

牛肉がおすすめの理由

- 良質なたんぱく質が豊富
- 鉄・亜鉛が豊富

おいしい食べ方

たんぱく質量

20.6g

（1人前 150g）

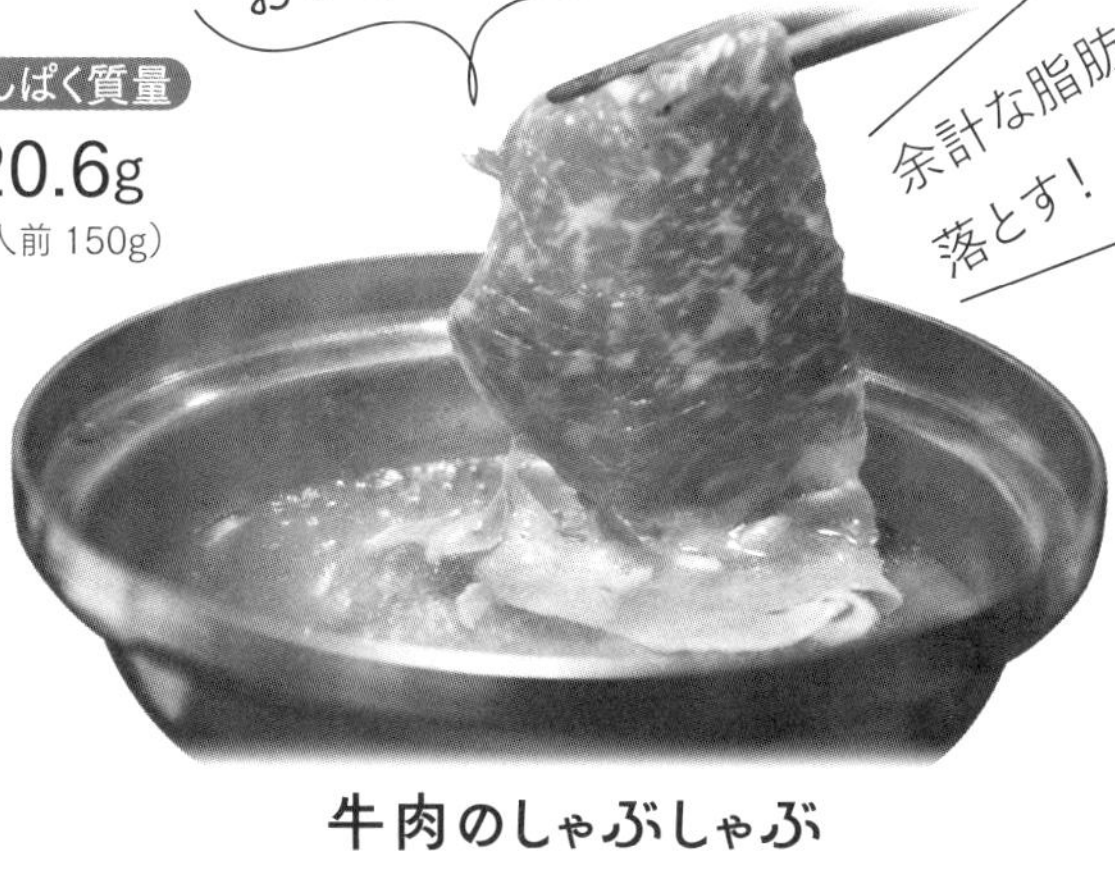

余計な脂肪を落とす！

牛肉のしゃぶしゃぶ

お肉の選び方

「もも」「ロース」など赤身の多い肉がベスト！

たったひと切れでも「鮭」は最高の若返り食

65歳をすぎてから「階段の上り下りがつらい」「なにもないところで転倒しやすくなった」といった足腰の衰えを感じていませんか?

そんなときに注目したい栄養素が「ビタミンD」。というのも、ビタミンDは**「筋力の維持」と「筋力を高める」**働きを持っているからです。

筋力がしっかりしていれば階段の段差もスムーズ。要介護のリスクを高める骨折を予防してくれます。

65歳からの骨折の主な原因は「転倒」です。そして、ここが重要なのですが、**ビタミンDの栄養状態がいい人ほど、転倒が少ない**という研究があるのです。

しかも、ビタミンDはカルシウムの吸収をよくして骨を丈夫にします。骨が薄くもろくなる骨粗鬆症を予防するのにも役立つのです。

筋力低下と転倒骨折は要介護にまっしぐら。筋力を強くして骨折を防ぐビタミンDは、**65歳からの心強い味方**です。

もともとビタミンDは、日光を浴びることで皮膚で合成されます。ところが必要な量は日光を浴びるだけでは足りません。特に、日照時間が短い冬はピンチ。そこで、ビタミンDが豊富な食品で補うのです。

ビタミンDが群を抜いて豊富な食品は「鮭」。

最新の研究で、ビタミンDは免疫力を維持するために不足してはならない栄養素であることがわかってきました。特に、ビタミンDは感染する病気から体をガードする重要な働きをしていることもわかったのです。

病気に負けないためには、ビタミンDがたっぷりの鮭を食べて、免疫力が落ちないようにすることが大切だということです。

鮭は、1回に1切れ程度でビタミンDの不足を補うのに十分な量がとれます。

鮭の旬は秋ですが、冷凍ものが年中出回っています。冷凍品でもしっかりとビタミンDは含まれているので、**季節を問わずに補給できる**点がいいですね。

鮭は焼き魚やソテー、鍋の具などメニューのバラエティが豊富で食べ飽きないのもおすすめポイント。おいしく食べて、免疫力を上げることができます。

鮭のすばらしさは、まだまだあります。鮭に特有な赤〜オレンジの「色」です。この赤色のもとになっている「**アスタキサンチン**」**は、抜群の若返り効果**をもたらします。アスタキサンチンが強力に老化にブレーキをかけ、加齢による免疫力低下を食い止めてくれるのです。

アスタキサンチンには、ほかにもすごい効能があります。それは、動脈硬化や、糖尿病の合併症（別の病気を引き起こすこと）を防ぎ、目や筋肉の疲労を回復する効果もあるのです。

ビタミンDは鮭のほか、さんま、いさき、かれい、かじきなど魚の身、きくらげなどのきのこ類に多く含まれています。ただ、消費者庁によると、ビタミンDのサプリメントは、新型コロナウイルスに関して効果の根拠がないとされています。

日々の食事で楽しくビタミンDを補給して、病気にならない体をつくりましょう。

赤身と中トロ――「偏らず両方を食べる」のがコツ

足の衰えは老化のはじまり。そして、要介護の入り口です。

「疲れやすくなった」「歩くのが遅くなった」「つまずきやすくなった」などといったことに心当たりがある人は、足の筋肉量、筋力の両方が少なくなっている証拠。

たんぱく質が豊富な食材を積極的にとって、筋肉量、筋力を維持しましょう。

おすすめは「**まぐろ**」です。

まぐろは、良質なたんぱく質が豊富な長寿食の1つ。しかも赤身とトロの両方があって、味も栄養も格別です。まぐろには、2つの長所があります。

1つは、ビタミンB_6が豊富なことです。

ビタミンB_6は、たんぱく質の代謝に欠かせない成分。たんぱく質を多く食べるほどにビタミンB_6の必要量が増えていきます。

ほかにも免疫機能を維持する働きをします。年齢とともに**筋肉量**だけでなく**免疫力**も落ちてくるので、**まぐろはこの2つをカバーする優れもの**なのです。

もう1つは、ビタミンの一種であるナイアシンが豊富なこと。

ナイアシンは食べものからとったたんぱく質や脂肪をエネルギーに変えるサポートをします。ですから、食べものを効率よく体力として使いやすいのです。

食べものからの栄養をしっかり利用できれば、体の免疫システムも元気になるので、病気から体を守りやすくなります。さらに、ナイアシンはアルコールの分解も進めるので、二日酔い予防にも役立ちます。

ところで、赤身とトロでは含まれる栄養素に違いがあります。

赤身には鉄が豊富です。まぐろの鉄は吸収効率のいい鉄。貧血を防いで体力をつけます。

一方、**トロにはEPAとDHAが豊富**。この2つは「**健脳成分**」として非常に優秀で、認知症予防に貢献します。

まぐろの「赤身」と「トロ」のダブル効果！

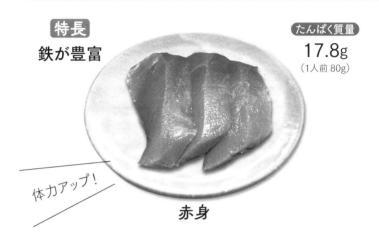

特長
鉄が豊富

たんぱく質量
17.8g
（1人前 80g）

体力アップ！

赤身

体も頭も元気モリモリ！

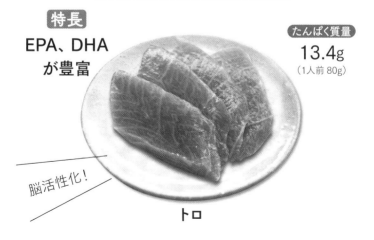

特長
EPA、DHA
が豊富

たんぱく質量
13.4g
（1人前 80g）

脳活性化！

トロ

トロは中トロ程度の脂ののりがいいですね。大トロになると脂肪が多すぎなので魚を食べるメリットから離れてしまいます。

65歳からは、赤身と中トロのどちらかに偏らず、両方を食べるようにしましょう。

注意したいのはネギトロ。価格が安いものは、とろみを出すために植物油脂を混ぜてあるものが使われています。こちらはまぐろの健康効果は期待が薄めです。

まぐろは刺身で食べることが多いです。刺身のサク（刺身にしやすいように魚の身の部分の形を整えて大きな切り身にしたもの）を**自宅で切るのがおいしく食べるポイント**。**赤色が鮮やかなものが良品**です。

まぐろといえばツナ缶がありますが、刺身用のまぐろとは種類が違います。栄養素は、通常のまぐろのほうが優れています。また、ライトツナはかつおで製造されているのでまったくの別ものです。

まぐろの効果は、運動をすることで飛躍的にアップします。といっても、日々の散歩（ウォーキング）程度で十分。天候が悪い日は、スーパーやショッピングモールでウインドウショッピングをするのもいいですね。

食べる「回復薬」――
滋味豊かな「鯛ご飯」で体を癒す！

体調が優れないときは「ゆっくり養生する」のではなく、「**しっかり食べて素早く回復する**」――これが、要介護を遠ざける秘訣です。

体調が優れない日は、どうしても食事がおろそかになりがちです。

でも、体調が優れない日の食事ほど注意が必要。食事をおろそかにしていると、なかなか回復せずに横になったまま、という悪循環に陥ってしまうからです。

安静時間が長くなって筋肉量、筋力が落ちるのはもちろん、病気への抵抗力も落ちたままになってしまいます。早く不調を解消して、元気を取り戻さないと、すぐに寝たきりの入り口に立つことになってしまうのです。

そこで、**素早く回復するのにピッタリなのが**「**鯛**」です。

鯛は「めでたい」という言葉とかけて、縁起のいい魚として人気があります。高級魚の代表格ですが「**食べる回復薬**」としてもうってつけです。

少し価格が高めでも、それに見合った健康効果が期待できます。

なんといっても、鯛は**うま味成分が凝縮しているので味はピカイチ**です。病気などで気力が落ちているときは、食欲も低下しがちですが、鯛ならそのおいしさで食が進むのです。

65歳をすぎると、わずかなきっかけでも筋肉や免疫力が落ちてしまいます。それを効率よく取り戻すためには、たんぱく質が欠かせません。

鯛は、消化のいいたんぱく質源。体調が優れないときでも、鯛なら体に負担をかけずにしっかりとたんぱく質を吸収できます。

鯛は脂肪が少ないので、将来さらに年をとって、消化吸収が衰えてしまったとしても、心強い味方になります。

さて、疲れているときや病み上がりで元気がないときは、素早くエネルギー補給をするのが一番です。そこで主食である「ご飯」の出番。

疲れているとき、病み上がりにピッタリ！

うま味成分が凝縮！

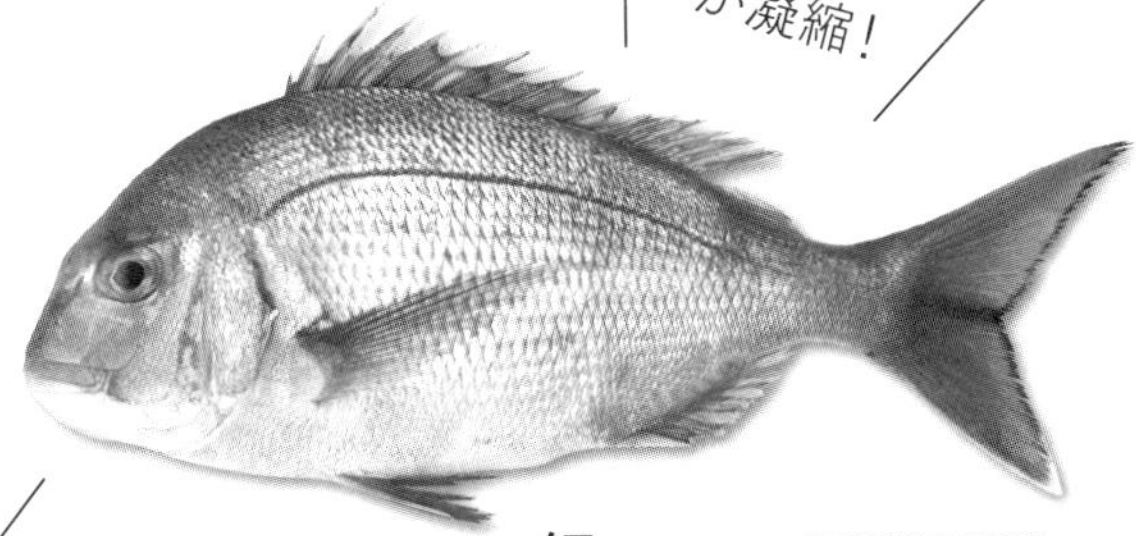

ご飯と相性抜群！

鯛

たんぱく質量

14.5g

（刺身 1人前 80g）

食べる「回復薬」！

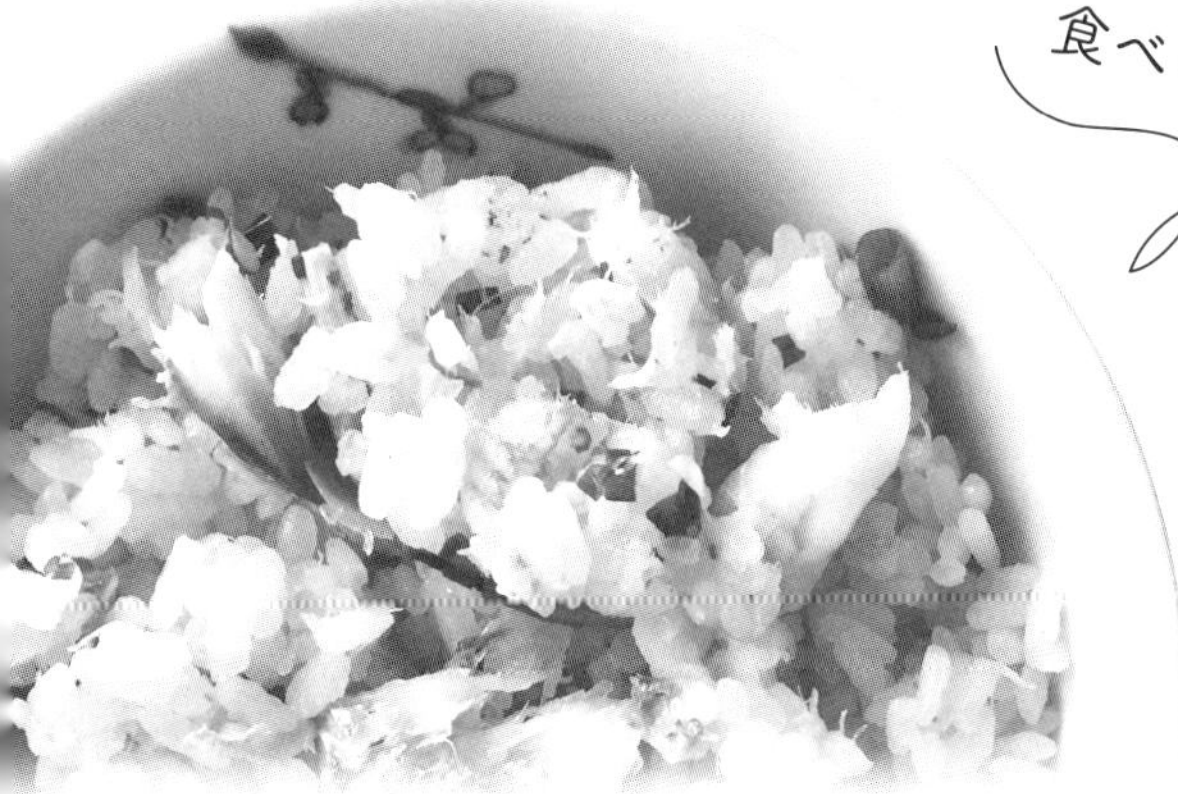

鯛ご飯

じつは、**鯛はご飯のおかずにピッタリ**な食品。というのも、鯛はご飯の糖質を効率よくエネルギーに変えるビタミンB_1が豊富だからです。

鯛は「桜鯛」「紅葉鯛」と呼ばれるだけあって、旬は晩秋から春にかけてです。年間を通して手に入りやすいのは鯛の刺身です。

刺身に使う醤油の塩分とワサビの辛みがご飯と相性がよく、「おいしい回復食」として最適なのです。

頭や骨の部分にはＥＰＡとＤＨＡが豊富です。コレステロールを下げたり中性脂肪が増えるのを防ぎます。

ＥＰＡとＤＨＡは青魚に豊富ですが、青魚ばかりで飽きたときにもおすすめです。あら煮や骨つきを潮汁《うしお》（すまし汁）にすると、**おいしくて栄養満点**です。

4章

65歳から「バリア機能を強くする」おいしい食べ方

真夏の暑さには「夏野菜の王様」モロヘイヤが効く

意外なことに「夏は、年間で最も免疫力が落ちる季節」です。

猛暑の影響で、体に大きなダメージを受けてしまいます。

「夏野菜の王様」モロヘイヤをしっかり食べて、猛暑に負けない体をつくりましょう。

モロヘイヤはエジプト原産の野菜。暑い地域を生き抜いてきただけあって、猛暑の時期に最大のパワーを発揮します。暑さを乗り切る栄養成分が満載で、「王家の野菜」と呼ばれるほど。病気の特効薬や美容の秘薬として珍重されてきました。

モロヘイヤは夏が旬。この時期になると最も栄養成分が豊富になります。

65歳からは、「**暑くなってきたらモロヘイヤ**」を合言葉にしましょう。

そもそも夏に免疫力が落ちるのは、暑さが原因です。

近年の厳しい暑さは、クーラーや扇風機なしではとても乗り切れません。とはいえ、クーラーをつけっぱなしにすることによるデメリットもあります。

涼しい室内と暑い屋外との気温差が激しいために、自律神経がまいってしまうことです。自律神経のバランスが乱れると、免疫機能の働きが低下してしまいます。

また、クーラーや扇風機によって室内の空気が乾燥することの弊害もでてきます。

じつは夏の室内環境は、空気が乾燥する冬とあまり変わりがありません。

室内の空気が乾燥すれば、当然、のどや鼻の粘膜も乾燥してしまいます。のどや鼻の粘膜には、病気を寄せつけないバリア機能があります。そこが乾燥してしまうと、ウイルスやばい菌から体を守るバリア機能が働かなくなってしまうのです。

このように、**夏は冬に比べて免疫力が落ちる理由が2つも多い**ために、「年間で最も免疫力が落ちる季節」となるのです。

では、なぜ「暑くなってきたらモロヘイヤ」なのでしょうか?

その秘密は、モロヘイヤがもたらす「**腸管バリア**」にあります。

モロヘイヤには水溶性食物繊維と不溶性食物繊維の両方が豊富。この2つの成分がたっぷり含まれた食品はとても貴重です。食べない手はありません。

まず、不溶性食物繊維は腸にたまっている不要なものを便として外に出して、**腸を大そうじ**してくれます。

水溶性食物繊維は、腸内の善玉菌をはじめとする有用な菌をどんどん増やします。不溶性食物繊維できれいになった腸に、善玉菌など体にいい菌がたくさん増えると腸の免疫力が高くなってきます。すると腸がバリアになって病気を寄せつけなくなるのです。

逆に、体にいい菌が不足すると便秘になります。当然、腸内に悪玉菌がはびこり、腸の免疫力はがた落ちして、バリア機能が働かなくなります。

食物繊維が不足すると、心筋梗塞の発生率と死亡率、糖尿病の発症率が高くなり、メタボや血圧に関連した病気を悪化させます。

しかも、モロヘイヤにはカルシウムとビタミンEが豊富。カルシウムの役割の中でも注目は、有害なウイルスや細菌を攻撃する力を助けるというものです。

「暑くなってきたら、モロヘイヤの出番！」

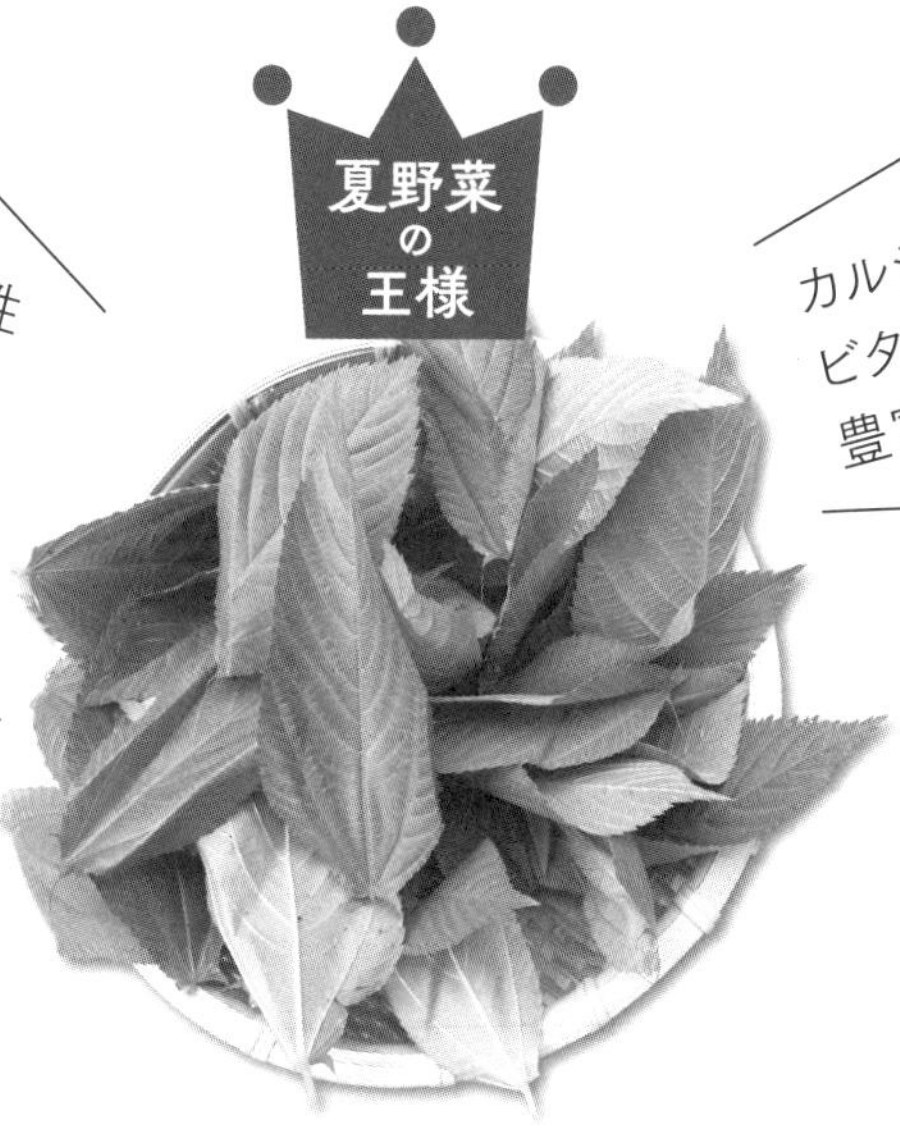
夏野菜の王様
水溶性＋不溶性2つの食物繊維が豊富！
カルシウム、ビタミンEも豊富！

モロヘイヤ

いくつもの栄養成分で免疫力を増強！

食べ方のコツ

- 肉類と一緒に炒めるとおいしさアップ！
- おひたしにして食べるとおいしい！

ビタミンEは老化に対抗する力が強い栄養素。血管を若々しくして、血行を促し、脳梗塞や心筋梗塞が起きないように働きます。

こうして**いくつもの栄養成分で免疫力を増強する**のが、モロヘイヤのすごいところなのです。

ただ、モロヘイヤは料理レパートリーが少ないのが難点。ビタミンAは油に溶ける栄養素なので、油と一緒に料理をするのがおすすめです。気をつけたいのは、味噌汁に入れるとえぐ味が出ること。

そこで、モロヘイヤを食べるときのコツは2つ。

1つは、**肉類と一緒に炒める**こと。肉類のうま味でおいしさがアップします。

2つめは、**おひたしにして食べる**こと。モロヘイヤのおひたしには、和風や中華ドレッシングなどが合います。私はからし醤油和えがおいしくて好きです。冷たくしておくと青臭さが感じにくくなります。

また、かき揚げの材料に入れるとおいしいのでおすすめです。

モロヘイヤは、1/2束程度を月に2~4回程度を目安にしましょう。

季節の変わり目に、なぜ「にんじん」が効くのか？

65歳をすぎると、季節の変わり目に不調を起こしやすくなります。暖かい日と寒い日が入り乱れて、気温が上がったり下がったりすると、かぜをひいたり、なんとなく調子を崩すことがあるでしょう？　そうしたことが、65歳から頻繁に起こるようになるのです。

そこで、**季節の変わり目に食べてほしいのが「にんじん」**です。にんじんには、のどや鼻の粘膜をなめらかに潤す栄養成分がたっぷり含まれているからです。

そもそも季節の変わり目は、気温の変化に対して、自律神経の切り替えが上手くいかなくなりがちです。自律神経が乱れると免疫機能も不調を起こすため、かぜなどのウイルスや病原菌が侵入してきたときに、対抗する免疫力が下がってしまうのです。

にんじんがおすすめなのは、豊富なビタミンAとベータカロテンがのどや鼻の粘膜を乾燥から守ってくれるから。ベータカロテンは体の必要に応じてビタミンAに変化します。このビタミンAが**粘膜をベストの状態にして乾燥から保護する**のです。

もちろん、ビタミンAそのものにも免疫機能を正常にして、病気に負けない体をつくる働きがあります。また、余ったベータカロテンにも、粘膜を丈夫にする働きがあるのです。

これ以外にも、ベータカロテンは老化を防いで免疫力を維持するほか、強いがん抑制効果があります。特に、**のどや肺のがん予防に力を発揮**します。

にんじんには、ほかの野菜とはひと味違うメリットがあります。

それはベータカロテンだけでなく、ベータカロテンの仲間であるカロテノイドがたっぷり含まれること。

にんじんの濃いオレンジ色はカロテノイドの色です。このカロテノイドが、季節の変わり目で落ちやすくなっている免疫力を持ち上げてくれるのです。しかも、カロテノイドは、「老化を促す活性酸素を打ち消す」絶大な力をもっています。

そしてにんじんにあって、ほかの野菜にはない魅力は、「**アルファカロテン**」が豊富なこと。アルファカロテンはベータカロテンに比べて体内でビタミンAに変わる力は弱めです。しかし、アルファカロテンは、**ベータカロテンの約10倍もの老化予防効果**があります。

老化は免疫力を落とす原因の1つ。ベータカロテンとアルファカロテンのダブル効果で落ちやすい免疫力を上げてしまいましょう。

アルファカロテンはがん予防に大いに期待されています。65歳からはにんじんをしっかり食べたいものです。

にんじんに豊富な**ベータカロテンやカロテノイドは体に貯金することができます**。にんじんは、一度に「まとめ食べ」をしても、いっこうに構いません。

ベータカロテンが豊富な野菜はほかにもたくさんあります。たとえば、本書でも取り上げているモロヘイヤ、ほうれん草、オクラ、かぼちゃのほか、ニラ、チンゲンサイ、豆苗、かぶの葉などです。

ほかの野菜も食べることを考えると、にんじんは1週間で1／2本くらいを食べれば十分です。

にんじんは、ジュースにするより、炒め煮やサラダ、豚汁の具などの材料にするのがおすすめ。炒め油や油揚げ、ドレッシング、マヨネーズなど脂肪分のあるものと一緒に食べるとベータカロテンの吸収がよくなります。

ただし、マヨネーズは消化吸収のいい脂肪なので、量は少なめにしておきましょう。

ところで紅色の金時にんじんの赤い色はベータカロテンではありません。この紅色はカロテノイドの一種ではありますが、トマトの赤色と同じリコピンです。

リコピンにも、高い老化予防効果と抗がん作用があります。

でも、かぜなどの**ウイルスや病原菌から体を守るためには、オレンジ色のベータカロテンが最強**です。

ほうれん草――
「バリア機能」を強くする、すごい食材

冬は、年間を通じて「最も空気が乾燥する季節」。

暖房の影響で屋内も乾燥するため、肌やのど、鼻の粘膜が乾燥してしまいます。肌の乾燥は皮膚の表面だけでなく、肌の奥深いところでも起きます。

また、前述したように、のどや鼻の粘膜が乾燥してしまうと、バリア機能が働かなくなるため、ウイルスや病原菌が数を増やし、病気になりやすくなってしまいます。

肌と粘膜の乾燥は、年齢とともに進みやすくなるため、早急な対策が必要です。

そこで、空気が乾燥する冬にしっかり食べたいのが「ほうれん草」。**冬の免疫力アップに一番の野菜**です。ほうれん草は冬に旬を迎え、冬に最も栄養が豊富になります。冬のほうれん草は、**夏に比べてビタミンCが3倍も多い**のです。

ビタミンCには免疫力を強化する働きがあります。ビタミンCは抗ウイルス作用があり、かぜの予防にも役立ちます。

ほうれん草のすごいところは、ビタミンCと同時に鉄が多いこと。この2つの栄養素はコラーゲンをつくるのに欠かせない成分です。

コラーゲンは細胞同士をくっつける糊《のり》のような働きをします。コラーゲンが編み目のように張り巡らされ、細胞のすき間からウイルスや病原菌が入り込まないように壁をつくります。これが肌の深層から病気を寄せつけないバリアになるのです。

また、コラーゲンは、粘膜が乾燥するのを防いでくれます。どんどんコラーゲンをつくって、忍び込んでくるウイルスや病原菌をはじいてしまいましょう。

ほうれん草には、ベータカロテンが豊富。乾燥で弱っている粘膜のバリア機能を立て直してくれます。

ほうれん草は**「肌のバリア」「粘膜のバリア」2つを強くする**すごい食品なのです。

ほかにも、ベータカロテンは老化を予防する働きを持っています。加齢からくる自然な衰えに対抗するために重要な成分なのです。

鉄はビタミンCと同時にとると吸収がよくなります。その2つが豊富なほうれん草は、鉄不足を解消して、鉄欠乏性貧血を予防するのに役立つのです。

鉄は、鉄そのものが病気に対する抵抗力を高めます。

ほうれん草は、ゆでたり炒めたりするとカサが半分になるため、ベータカロテンをたっぷり食べられます。ただ、冬に限っては一度に「まとめ食べ」をするより、回数を多めに食べましょう。

また、**ほうれん草は油と一緒に食べるのもおすすめ**。ベータカロテンの吸収がよくなるからです。肉、卵などたんぱく質と一緒に炒めると、コラーゲンの材料が充実して肌バリアがつくりやすくなり、おいしさもアップします。

ほかにも、ほうれん草のおひたしにごま油をかけるとコクがでておいしくなります。味噌汁の具として油揚げを一緒に入れると油が加わっていいですね。

ほうれん草は季節によってビタミンCの量に差があります。とはいえ、ベータカロテンと鉄の補給源としてはとても優秀。冬以外の季節でもおすすめです。

冷凍品のほうれん草を選べば、手軽で料理も簡単です。

つらい鼻水、鼻づまりには「かつお×しょうが」!

くしゃみ、鼻水、目のかゆみ……スッキリしない状態が続くのはつらいですよね。

困ったその症状は、花粉やハウスダストなどのアレルギーが原因かもしれません。

アレルギーは、**免疫システムが過敏に反応して引き起こす**ものとされています。

「免疫力が低いから起きる」わけではありません。

つらい症状にお悩みの方は、崩れた免疫システムを立て直しましょう。

おすすめは、なんと言っても「**かつお**」です。

かつおには日々の食生活で不足しがちな栄養成分がいくつも含まれています。

特に重要なのが、ビタミンB_6とEPAです。

ビタミンB_6は飛び抜けて抗アレルギー効果が高いビタミン。免疫システムを正常にするために必須の栄養素です。

しかも、かつおには良質なたんぱく質が豊富。そしてビタミンB_6がたんぱく質を代謝します。すると、くしゃみが続いて荒れてしまった**鼻の粘膜や表面の皮膚をなめらかに修復する**働きをもたらすのです。

EPAにはアレルギー症状を予防し、改善する働きがあります。また、中性脂肪を減らしたり、動脈硬化や心筋梗塞を予防する効果もあるのです。

ほかにも、かつおには、ナイアシン（ビタミンの1種）がたくさん含まれています。ナイアシンは皮膚を健康に保ち、血行をよくします。

かつおが優秀なのは、かつおそのものが持つよさだけでなく、さまざまな薬味と味の相性がいいところ。薬味それぞれの有効成分も加わって、かつおのおいしさが引き立ちます。

たとえば、「**にんにく**」**と一緒に食べると疲労回復効果**が高まります。疲れは症状の回復を遅くさせてしまうので、疲れを持ち越さないようにすることが大切です。

また、「**しょうが**」**を薬味にすれば、アレルギー症状の緩和**が期待できます。

しょうがの辛み成分には、減塩効果があります。かつおのたたきが、醤油より少ない塩分のポン酢や専用タレでもおいしいのは、しょうがの効果です。

そして、一歩進んだ薬味としておすすめなのは「みょうが」です。

みょうがの辛み成分は、のどや鼻の粘膜に働きかけてかぜなどに効果的です。みょうがの香り成分にはストレス解消効果もあります。さわやかな香りで心がスッキリすれば、症状も軽くなります。

かつおは、刺身でもたたきでも、冷凍解凍品でも構いません。ただし、身が赤黒いものや虹色に光るものは避けましょう。**赤色が鮮やかで血合いがきれい**なものを選ぶのがコツです。

かつおの旬は春と秋ですが、たたきになった冷凍品が年中出回っています。アレルギー症状に困っていれば、季節にこだわらずに積極的に食べてほしい食品の1つです。

EPAは肉食に偏っていると不足しがち。かつおに限らず、魚を積極的に食べるようにしましょう。

アレルギー症状を抑えるすごいパワー！

「にんにく」と食べる

- 疲労回復！

「しょうが」と食べる

- アレルギー症状の緩和！

抗アレルギー効果が抜群！

鼻の粘膜、皮膚をなめらかに

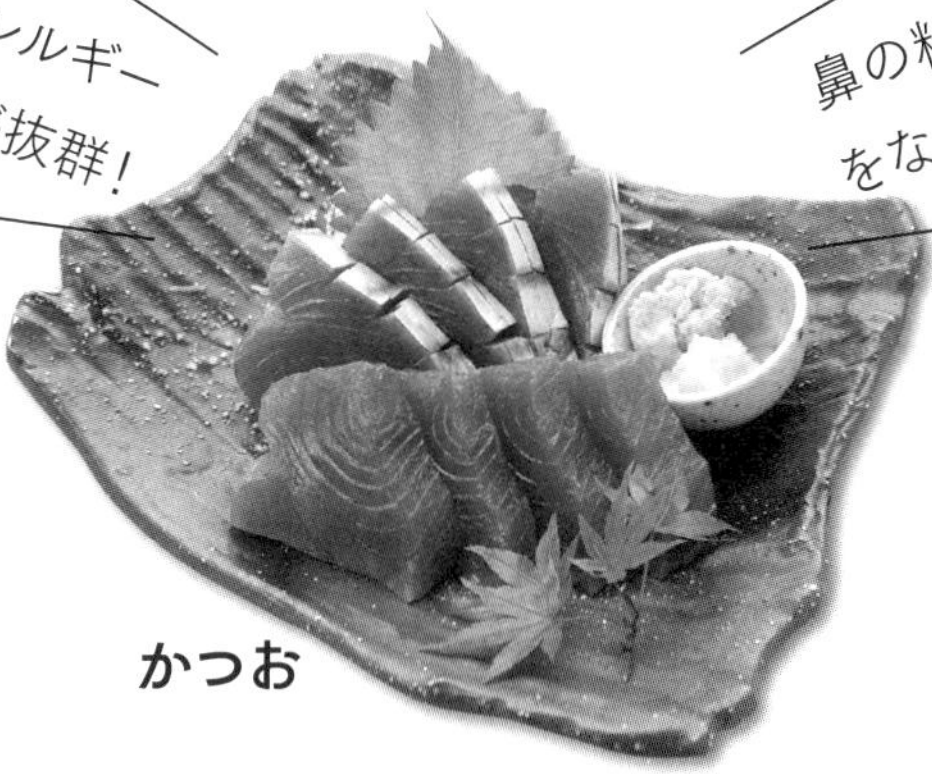

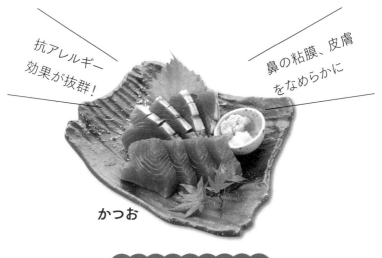

かつお

食べ方＆選び方のコツ

- 刺身でも たたきでもOK！
- 赤色が鮮やかで血合いがきれいなものがおすすめ！

かぜをひいたら、消化のいい「鶏肉うどん」で治す

かぜやインフルエンザなど感染する病気は、免疫力が低下するとかかりやすくなります。しかも、感染してしまうと、体力がガクッと落ちてしまうのです。65歳からは、一度弱ってしまうと回復に時間がかかります。すぐに回復するためには、栄養と水分をとることが大切です。

そこでおすすめなのが「**鶏肉うどん**」。温かいうどんで体を温め、鶏肉のたんぱく質とうどんスープで水分と塩分をとりましょう。

鶏肉には良質なたんぱく質が豊富です。ご承知のとおり、たんぱく質は、筋肉や血液の材料になるだけでなく、免疫力を高めて病気に対する自然な回復力を高めます。

しかも、**鶏肉は牛肉や豚肉に比べて脂肪が少ない**ところがメリット。皮をはがしたり、ささみに変えることで簡単に低脂肪にできるところが優秀です。

また、鶏のもも肉にはパントテン酸（ビタミンの一種）が豊富。パントテン酸は**免疫力を高めて感染症を予防**する効果があります。免疫力が落ちているときにぴったりの食材なのです。

鶏肉には、グルタミン酸とイノシン酸という、うま味成分が多く含まれているため、食欲がないときでも、食べやすいところもいいですね。

さて、麺類の中でうどんをおすすめするのには理由があります。

それは、うどんが消化がいい食べものだからです。もっとも、本格的なうどんではなく、ゆでうどんとして販売されている「柔らかいタイプ」がおすすめです。

うどんは糖質が多いので、敬遠している人もいるかもしれません。

でも、体が弱っているときは、**即座にエネルギーに変わる糖質を補給**すると、免疫力が回復しやすくなるため、むしろ積極的に食べたほうがいいのです。

「鶏肉うどん」の材料は、ゆでうどんと鶏もも肉、おろししょうが（チューブ入りで構いません)。だしは、粉末の和風だしやうどんスープを使うと便利です。

つくり方は簡単。まず、鶏もも肉(1人前で1/4枚)を一口大に切りましょう。液体のだしなら沸かさずそのまま、粉末なら溶かした状態で鶏肉を煮込みます。だしが沸いてから入れるより、最初から煮込んだほうがうま味が増します。鶏肉に火が通ったら、ゆでうどんを入れて温め、調味料やおろししょうがで味を整えればできあがりです。

うどんの汁をあんかけにするのもおすすめです(「あんかけしょうが」参照)。しょうがの辛みは温め効果があり、冷えやすい手足や指先を温めてくれます。

鶏肉うどんは、あっさりと食べたいときはささみにすればOK。あるいは、鶏肉を食べるときに皮を残すと胃に優しくなります。

また、**鶏肉のうまみ成分は昆布だしのうまみ成分と非常に相性がいい**ので、粉末だしでも昆布がブレンドされているものだと、おいしさが増します。

特に体調を崩しているときはうま味の強い料理が食べやすく、下がった気力を持ち上げてくれます。温かく消化のいい料理で、下がった免疫力を回復させましょう。

5章

65歳から「スッキリやせる」おいしい食べ方

オクラの「ぽっこりお腹が凹む効果」

65歳をすぎると、お腹だけぽっこりと目立ってきます。

年齢とともに筋肉量が減ってきて、やせてきます。ところが、お腹周りの脂肪だけは落ちないので、お腹の出っ張りがハッキリしてくるのです。

そこで、「**お腹やせ**」**に効果的なのがオクラ**です。

オクラは、アフリカが原産で旬は6~9月の緑黄色野菜。独特のぬめりが人気の健康食です。

じつは、**オクラのヌルヌルが**「**お腹やせ**」**に抜群の効果を発揮**します。

ヌルヌルの正体は、水溶性食物繊維のペクチン。なんと、オクラの重量の15%をペクチンが占めています。もちろん不溶性食物繊維も多いので、まさに「**オク**

ラは食物繊維の宝庫」なのです。

ペクチンには「腸を整える整腸作用」があります。その効果は次の3つ。

1、免疫力アップ。
2、快便。
3、お腹やせ。

腸には、全身の免疫細胞の60～70％が存在しています。そのため腸を整えると、口から侵入してきたウイルスや病原菌をブロックする「腸管バリア」がしっかりと働いてくれるのです。

現代社会では、食物繊維の不足やストレス、運動不足などの影響で便秘の人が増えています。毎日お通じがあったとしても量が少なかったり、腸の動きが悪く、便がカチコチという人も急増しています。

そこで大活躍するのがオクラのペクチン。豊富なペクチンが腸の中で水分を吸って、便の水分量を増やし、カサを増やしてお通じをよくするのです。快便でスッキリするとお腹も自然と凹んできます。水溶性食物繊維は、腸内の有害物質を包み込んで体の外に出す働きもしてくれるのです。

さらには、腸内にいる善玉菌や有用菌を増やして、腸内環境をよくしてくれるため、**免疫力が上がりやすいお腹のコンディション**にしてくれるのです。

米ワシントン大学のジェフリー・ゴードン博士らの研究チームが行なった、腸内細菌叢《そう》と肥満との関わりを調べた研究があります。それによると、「太っている人とそうでない人では、やせ菌と呼ばれる腸内細菌の量に違いがある」ことが明らかになったのです。

やせ菌は、脂肪のとり込みを防ぐ「短鎖脂肪酸」をたくさんつくります。太っている人にはやせ菌が少なく、そうでない人にはやせ菌が多いのは、必然です。

腸の中にやせ菌を増やすには、善玉菌を増やすための食物繊維がたっぷり必要です。つまり、**オクラをしっかり食べれば、やせ菌を増やすことができる**ということです。

オクラのペクチンは、メタボにも効果的な働きをたくさん持っています。

食後の高血糖を防いだり、糖尿病を予防・改善する効果があります。また、コレステロールの吸収を抑えて動脈硬化を遠ざけたり、血圧の上昇を防いで高血圧にならないようにするといったすごい働きをするのです。

オクラは鮮やかな緑色で、うぶ毛が密生しているものが新鮮。刻みタイプの冷凍食品でも構いません。

オクラの食べ方は、納豆に混ぜる、味噌汁の具にする、ゆでてかつお節と醤油と一緒に食べる、といったようなシンプルな調理法が手軽でおいしいです。

「やせフルーツ・キウイ」のおいしい食べ方

65歳をすぎたら、ひざや腰を痛めるリスクが格段に高まります。足腰の筋肉が衰えるとともに、体重がひざや腰に大きな負担となるからです。特に、歩く際には**ひざに体重の3倍もの重さ**がのしかかります。たとえば、体重が60キログラムであれば、右ひざに180キログラム、左ひざに180キログラムの重さがかかります。

ただ、1キログラムやせれば、両ひざにかかる負担もそれぞれ1キログラム減らすことができます。もちろん、腰の負担も軽くなります。

ひざや腰に痛みがあると、歩くのがおっくうになって運動不足になりがち。そうなると体重は増える一方で、筋肉も衰えるため、要介護にまっしぐらです。

いま、太り気味の人は、ひざや腰にかかる負担を少しでも軽くしませんか？

といっても、ダイエットや運動をする必要はありません。

「やせフルーツ」キウイを食べるだけでいいのです。

キウイはニュージーランド産が5～12月、国産が11～翌4月に出回ります。ほぼ1年中出回っているため、買いものに困ることはありません。

年間を通して、栄養価がほとんど変わらないのも優れた特長です。

長寿とダイエットの強い味方――それがキウイ。体重を落として、免疫力を上げるのにとてつもなく大きなパワーを発揮する果物なのです。

肥満は「万病のもと」。肥満になると、当然、糖尿病や高血圧、脂質異常症になりやすくなります。これらの生活習慣病は脳梗塞や心筋梗塞、狭心症など「死を招く病気」を呼び込んでしまいます。肥満は病気に弱い体にしてしまうのです。

キウイをしっかり食べて、自分本来の適正体重を取り戻しましょう。

キウイは、果肉がグリーンのものとゴールドのものがあります。ゴールドはグリーンに比べてビタミンCの量が2倍。1個で1日のビタミンCがまかなえます。

もちろん、グリーンでも1個で1日の1／2のビタミンCがまかなえます。

逆に、食物繊維はグリーンが1個で1・8グラム、ゴールドが0・9グラムとグリーンが約2倍も多いのです。

65歳からおすすめなのは「グリーンキウイ」です。

なぜなら、食物繊維が豊富なことに加えて、ベータディフェンシンと呼ばれる代表的な抗菌物質が豊富だからです。ベータディフェンシンは、自然免疫（体に備わった防御システム。内なる治癒力）の中でメインで働く物質の1つ。

つまり、グリーンキウイに豊富な食物繊維は、免疫力アップにとても重要な役割をもっているのです。食べるなら「グリーンに決まり」です。

キウイは店頭では固めのものが売られていますが、冷蔵庫で1～2週間寝かしておくと柔らかくなってきます。ちょっと柔らかくなったもののほうが、甘みが増しておいしくなります。

この甘みもキウイならではのよさがあります。キウイは果物の中でも甘み成分である糖質が少なめ。果物は太るから、と敬遠している人にもおすすめです。

「やせフルーツ」キウイでスッキリやせる！

長寿とダイエットの強い味方

おすすめは
グリーンキウイ！

免疫力アップの
決め手に！

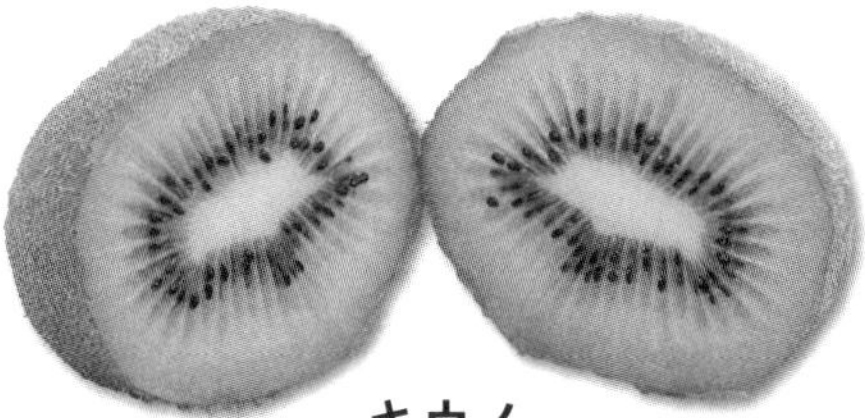

キウイ

低カロリー・低糖質で
食べても太らない！

食べ方のコツ

- トクホのプレーンタイプのヨーグルトと一緒に食べると、免疫力が上がり、腸内に「やせ菌」が増える！
- 冷やすと甘味が増えておいしさアップ！

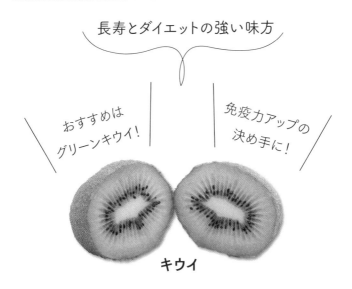

しかも、キウイは1個（70グラム）で36キロカロリー、糖質が6・7グラムと、**低カロリー・低糖質の果物**です。キウイ1個とほぼ同じ大きさである大福1個（95グラム）は1個212キロカロリー、糖質が46・8グラムもあります。

キウイは「食べても太らないデザート」なのです。

キウイはそのまま食べてもダイエット効果がありますが、もっとすごい食べ方があります。それは、キウイをトクホの「お腹の調子を整える」タイプのプレーンヨーグルトと一緒に食べることです。

ヨーグルトから善玉菌をとり入れ、キウイから食物繊維を補給すると腸内は善玉菌が優勢になります。すると**免疫力が上がるだけでなく、腸内に「やせ菌」が増える**のです。やせ菌がつくる短鎖脂肪酸は脂肪がたまるのを抑え、燃焼を促進します。

ですから、キウイはヨーグルトと一緒に食べるのがおすすめなのです。

免疫力を上げる「はちみつヨーグルト」と一緒に、カットしたキウイを別皿で食べるとさらにいいですね。キウイは、1日1個を目安にしてください。

「朝、ごぼうサラダを食べる」すごいダイエット効果

新型コロナウイルスをはじめ、かぜやインフルエンザなど「感染する病気」にかかりやすいかどうかは、血糖値と深い関係があります。

じつは、血糖値が高いと、感染する病気に「かかりやすい」「重症化しやすい」という二重のリスクがあるのです。いくら免疫力をアップする食事を心がけていたとしても、**血糖値が高ければ、効果はあまり得られません。**

65歳からは、血糖値が上がらないように十分気をつけましょう。

頼りになるのは「**食物繊維**」。

「体重を適正に戻す」「食後の血糖値の急上昇を抑える」——この2つの効果が抜群です。糖尿病を患っている方にとっては、血糖値を落ち着かせるのに最適な成

分と言えます。

さて、食物繊維が豊富で、**免疫力アップまで期待できるのが「ごぼう」**です。

ごぼうには水溶性食物繊維の「イヌリン」が飛び抜けて多いのです。

イヌリンは血糖値を調節しつつ免疫力を高めるすごい成分。数ある食物繊維の種類の中でも、**食後の血糖値の上昇を抑える効果は絶大**です。

それだけではありません。イヌリンは腸で短鎖脂肪酸をつくります。

短鎖脂肪酸の効果は多彩ですばらしいものばかり。

まず、体が脂肪をため込むのを抑えながら、エネルギー消費量を増やすため、ダイエット効果があります。特筆すべきは、短鎖脂肪酸が腸内の悪玉菌が増えすぎないように調節し、腸の免疫力を高めることです。

イヌリンを効率よくとり入れる食べ方は「**ごぼうサラダ」で食べる**こと。

ほかのごぼう料理と比べて、マヨネーズの風味でコクがあるため、おいしく食べられます。一度にまとまった量のごぼうを食べることができるうえに、和風のごぼう料理が好きでない人にも食べやすいメニュー。

きんぴらごぼうは、味が濃すぎるので、ついついご飯を食べすぎてしまいがち。その点、ごぼうサラダは、塩分のとりすぎも心配ありません。そもそも、ごぼうには噛みごたえがあるので、自然に噛む回数が増えて食べすぎを防ぐ効果もあります。

さて、イヌリンは、サプリメントとして成分をそのままとり込むのと、食品としてごぼうを食べるのでは、効果に違いがあるでしょうか？

じつは、食品としてごぼうを食べるほうが、腸内細菌に対してよい効果が表れることがわかったのです。

ごぼうには、ポリフェノール類やイヌリン以外の食物繊維が豊富なために、イヌリンとの相乗効果がでるからではないかと推測されています。

ですから、イヌリンはサプリメントなどの**健康食品でとるより、ごぼうをしっかり食べてとるほうがおすすめ**です。

さらに、イヌリンは夕方より朝に食べるほうが短鎖脂肪酸が増え、腸内環境が改善することが研究報告されています。

つまり、ごぼうサラダを**食べるタイミングは朝が理想的**だということ。

もちろん、朝食にこだわらず、昼食・夕食メニューで食べても構いません。

ごぼうサラダはスーパーやコンビニで販売されている持ち帰りタイプで十分。食べる量は、1回に1パック（約80グラム）が目安です。

日本人の野菜摂取量の目標は1日に350グラムですが、平均の野菜摂取量は280グラムで、あと70グラム足りていません（厚生労働省 平成30年「国民健康・栄養調査」）。

ごぼうサラダを1パック食べれば、1日の野菜摂取量を満たすことができます。

しいたけは「メタボ対策の万能食材」

おいしい食事は「心の栄養」――。**食事を楽しめば、免疫力がアップ**します。

といっても、「グルメな料理を楽しみましょう」と言っているわけではありません。メタボは免疫力を落とす要因。食事の内容には気をつけたいところです。

65歳からは「健康にいいとわかってはいても、これまであまり多くは食べてこなかった食品」にも目を向けてみましょう。

たとえば「**しいたけ**」。きのこ類の中でも手軽に入手できる食品ですが、しいたけの健康効果が脚光を浴びる機会は、これまでほとんどありませんでした。

でも、しいたけは「おいしくて、メタボ対策ができて、病気と戦う力を兼ね備えた」すごい食べものなのです。理由は3つあります。

1つめは、「レンチナンが豊富」だから。レンチナンは免疫力を上げる効果が非常に高い成分です。レンチナンは、かつて抗がん剤による免疫ダウンを緩和する薬として販売されていました（現在は、がん治療の進歩で需要が減少して、販売終了）。

レンチナンが**医薬品に使われるほどすごい成分**ということがわかりますね。しいたけに含まれるレンチナンの量は自然な量で十分。医薬品ほどの大量ではありませんので、副作用の心配がなく安心です。

2つめは、しいたけの「うま味成分」。うま味とは、日本で発見されたおいしさの素で、しいたけに含まれるうま味成分「エリタデニン」に秘密があります。まず、エリタデニンは**LDLコレステロールを下げてくれます**。これだけでもすごい成分なのに、エリタデニンは血圧の上昇を抑える効果もあるのです。しいたけを食べて、エリタデニンを体にとり入れることで、コレステロール値や血圧を正常に近づけていきましょう。

3つめは、しいたけには「不溶性食物繊維が豊富」なこと。不溶性食物繊維は、満腹感を得やすくして、**食べすぎによる肥満を防ぎます**。食事の食べはじめに食べると、早食いを抑えてくれるので、血糖値の急上昇を防ぐこともできるのです。

しいたけをはじめきのこ類は低カロリー。ダイエット効果もバッチリです。

しいたけを使ったおすすめのメニューは「**焼きしいたけのポン酢かけ**」です。

つくり方は簡単ですから、ぜひ食卓に1品追加してみてください。

まず、しいたけを焼き網やフライパンで焼いて（中火）、しいたけから汗をかくように水分が出たらできあがりです。これにポン酢をかければ、おいしくて健康的な1品になります。

噛みしめるとおいしさが「じゅわっ」としみ出てきます。

ポン酢は、おいしくて減塩もできる「万能調味料」。

醤油に比べて大幅に塩分をカット（約半分）できますので、しいたけにかけるなら、ポン酢に限ります。高血圧対策には「減塩」も欠かせません。

しいたけは、1回に5～6個、月に1～2回は食べてみてくださいね。

めかぶを食べるなら、朝と夜、どっち？

65歳からは、**何もしなくても自然に血圧が上がってしまいます**。

血圧が上がる原因はいろいろありますが、その1つに肥満があります。

血圧が高くなると免疫力が下がって感染症にかかりやすくなります。また、脳梗塞や心筋梗塞、動脈硬化などを起こしやすくなるため、肥満気味の人はやせることから始める必要があります。

「薬を飲んでいるから大丈夫」と安心してはいけません。血圧を下げる成分を食事でとり込み、高血圧だけでなく、病気にかかるリスク自体を防ぎましょう。

おすすめは「**めかぶ**」です。

めかぶはワカメの根の部分。本来の旬はわかめと同じで、3〜4月の春先ですが、今では1年を通して旬を楽しめます。

めかぶはもともと茶色ですが、湯通しするときれいな緑色になります。緑色になっためかぶを細かく刻んであるものが身近な、パック入りのめかぶです。

めかぶは、パックからとり出すとネバネバしていますよね。このねばりが、めかぶの魅力の1つ。糸を引くようなこのネバネバは水溶性食物繊維の「アルギン酸」です。

アルギン酸は、体のナトリウムとカリウムのバランスを改善して**高血圧を抑える**作用をします。

ナトリウム（塩分）はとりすぎると血圧を上げてしまう困った成分。でも、カリウムが作用することでナトリウムが体外に出され、血圧が正常に保たれるのです。

めかぶには、カリウムそのものが豊富。ナトリウム（塩分）のとりすぎで上がった血圧を下げる助けをしてくれます。

ですから、めかぶは高血圧の人、血圧が気になって減塩をしている人にもおすすめの食品なのです。しかも、めかぶのアルギン酸はコレステロールの吸収を邪魔したり、免疫の司令塔である腸の機能の改善をする働きがあります。

めかぶのネバネバ成分（アルギン酸）は、海藻類に特有な成分。そして、海藻類の中でもめかぶがおすすめなのは、**ネバネバ量が昆布やわかめより何倍も多い**からです。65歳からは、ぜひ、めかぶを食べてみてください。

さらに、めかぶには**フコイダンが豊富**です。フコイダンはウイルスと戦ったり、がんに対抗したり、抗アレルギー、血中のコレステロールや中性脂肪を下げるといった多様な働きをします。

めかぶは、日頃の食事で不足しがちな海藻類の補給源になります。海藻類はカロリーを気にせず、たっぷり食べても太らない、ダイエットの心強い味方。

めかぶを食べる際の目安量は、タレつきのミニパック1個（3個セットになっているサイズ1個）が適量。添付のタレでは味気ないと感じる人は、和風・中華風のドレッシングをかけて食べるとおいしくなります。

1回1パックを**夕食に食べる**と、ダイエット効果が高まっておすすめです。

厚揚げは「食べても太らない」理想のダイエット食

メタボや肥満、高血圧などの持病があって、薬を使用中の方もいるでしょう。食べ方を工夫すれば、薬との相乗効果を高めることができます。

食事療法の根本は、総摂取カロリーを抑えること。そこでおすすめしたいのが、薬の効果を引き出しつつ、免疫力を高める「厚揚げ」です。

厚揚げは約97%が水分。いわば水を食べているようなものですから、たくさん食べてもカロリーが気になりません。

しかも、油で揚げてあるので味はコクがあっておいしい。そのくせ、油はたいした量ではないので、**じつは低脂肪**なのです。

厚揚げは大豆製品で、植物性たんぱく質が豊富というメリットもあります。

病気にかかったとき、治そうと体が頑張っているときには、大量のたんぱく質が必要になります。肉を食べれば効率よくたんぱく質をとることができます。ただ、その分、脂肪も一緒についてくるため、カロリーと脂肪量がオーバーしてしまいます。

メタボ状態が悪化してしまう恐れもあり、肉類に頼りすぎるのも注意が必要。

そこで厚揚げの出番です。

厚揚げに含まれる**たんぱく質量は案外多く、1丁で同じ大きさのステーキに匹敵**します。サーロインステーキ（重さ150グラム）は21・0グラム、厚揚げ（1丁・200グラム）は20・6グラムと、たんぱく質の量はほとんど同じ。

カロリーを抑えつつ、たんぱく質をしっかり補給できるすばらしい食品です。

厚揚げは1丁のボリュームは大きいので、カサ増し食品としても最適です。

おでんのような煮物、鍋物や味噌汁の具にするといいでしょう。

「かなり食べた気がするけど、摂取カロリー自体はたいしたことがない」

そんな**お得感を味わえる**と思います。

低カロリー・高たんぱく質なダイエット食!

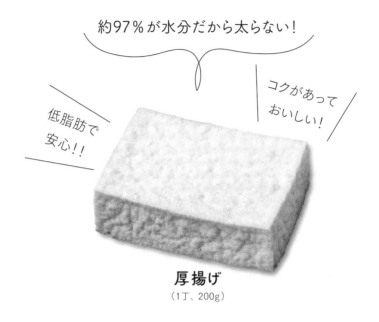

厚揚げ
(1丁、200g)

たんぱく質量
20.6g ＝ 同じ大きさのサーロインステーキと同量!

食べ方のコツ

- 厚揚げ1丁をオーブントースターでカリッと焼いて、しょうが醤油をかけて食べる!

カロリーを控えめにしつつ、満腹まで食べたいときは、厚揚げを主菜にしてみましょう。厚揚げ1丁をまるごとオーブントースターでカリッと焼いて、しょうが醤油をかけて食べると、おいしくて立派なメイン料理になります。

気をつけたいのは、厚揚げを豆腐に置き換えて1丁食べてしまうこと。豆腐の1丁は厚揚げより100グラムも多く、ボリュームが多すぎるのです。「粗食の過食」にならないように、食べるなら厚揚げにしましょう。

6章

65歳から「老化にブレーキをかける」おいしい食べ方

いちごをよく食べる人ほど、肌が若くてきれい

日本人の死因は「がん、心臓病、脳卒中」がよく知られています。見逃せないのは、**死因の第5位「肺炎」**（2021年）です。高齢になるほど、肺炎が死因になる順位が上がるのです。

肺炎の一番の原因は「肺炎球菌」。肺炎球菌は夏に少なく、冬には夏の約3・5倍に増えます。つまり、冬になると肺炎にかかりやすくなるのです。

そこで、**肺炎予防にぜひ、食べたいのが「いちご」**です。

なぜ、いちごが肺炎予防に効果的かというと、「いちごはビタミンCのかたまり」だからです。

いちごは果物なのに糖質が少なく、低カロリー。「食べても太らない果物」の

代表です。そして、**ビタミンCの量は、野菜・果物の中でもトップクラス**。

ビタミンCは熱に弱い性質がありますので、生で食べるのが一番。いちごは、ビタミンCをムダなく吸収することができるのです。

いちごの出回る時期は12～5月ですから、冬から春にかけてのビタミンC源としても非常に優秀です。

ビタミンCには免疫力を高める効果があります。肺炎だけでなく、かぜやインフルエンザなどの予防に大いに役立ちます。また、ウイルスや病原体を食い殺す白血球の働きを強くします。自らもウイルスを攻撃するのです。

それ以外にも、ビタミンCには抗がん作用や解毒作用のほか、**老化スピードを落とす効果**もあります。肌のシミの原因になるメラニン色素ができるのを抑えるので**美白効果**も期待されています。

逆に、ビタミンCが不足すると感染する病気にかかりやすくなります。かぜをひきやすくなるなど、免疫力全般が衰えてしまいます。ストレスの多い人、喫煙する人は、ビタミンCの消耗が激しくなるので注意が必要です。

ビタミンCはコラーゲンを合成する材料になります。コラーゲンは肌の潤い成分。細胞同士をぎっちりとすき間なく固めて、ウイルスや病原菌の侵入を防ぐ役目をしています。

ビタミンCのすばらしい効能をまるごと吸収するためには、いちごの選び方にコツがあります。なにより、新鮮であること。**ツヤがあり、ヘタが濃い緑、全体的に色が赤いもの、傷がついていないもの**が目安です。栄養価がバッチリです。

いちごのヘタは、食べる直前にとると、水っぽくなりません。

肺炎をはじめ、かぜやインフルエンザなどに対抗するには、スーパーなどの店頭にいちごが並び始めたらすぐ買うことです。

1回に食べる目安は5～6個。1度に2パック買うのがコツです。家族で分け合うとあっという間になくなるからです。

1日おきに食べて、ほかの日はキウイやバナナなど別の果物にすると、それぞれのフルーツに備わった「免疫力アップ成分」の相乗効果が現れます。

いちごは、鮮度を保つために冷蔵庫の野菜室に入れておくといいでしょう。

もう一度強調しますが、ビタミンCを最大限に活用するためには、いちごは生に限ります。朝食や間食に生のいちごをたっぷり食べておくことです。

ジャムやアイスクリームでは効果がありません。いちごのショートケーキやいちご大福など、いちごを使ったスイーツでは量が足りません。

また、いちごに練乳をかけるのもおすすめできません。糖分が少なくて太りにくいというメリットがあるのに、台無しになってしまいます。

おすすめは、いちごをはちみつヨーグルトに混ぜたり、いちごを使ったスイーツ類と一緒に生のいちごを追加して食べることです。

いちごは英語でストロベリーと言いますね。ブルーベリーなど**ベリー類は高い抗がん作用がある**とされています。

また、2004年に米国科学アカデミーが「ビタミンCやEの錠剤を大量にとっても健康にいいという証拠はなく、むしろ害を及ぼす恐れがある」と報告しています。

ビタミンCは食品からとるのが一番なのです。

かぼちゃには、3つの「若返りビタミン」が凝縮！

かぼちゃには、**若返りのビタミンA、C、E（エース）**がたっぷり。

あらゆる食品の中で、この3つのビタミンがたくさん含まれているのは、**かぼちゃだけ**です。病気に負けない強い体をつくるための代表選手です。

かぼちゃのビタミンパワーはあらゆる食品の中でも最高クラスです。

ビタミンA、C、E――3つのビタミンの相乗効果で免疫力の大敵である「老化」と「ストレス」に打ち勝つことができるのです。

紫外線のダメージからも守ってくれるので「美肌効果」も期待できます。

ビタミンAとビタミンCは単独でも免疫力を高める効果があります。そこにビタミンEが加わると、**相乗効果でアンチエイジング効果が高まります**。

かぼちゃは若返りのスーパー野菜！

3つのビタミンで
老化を撃退！

ビタミンA

粘膜をベストの
状態にする！

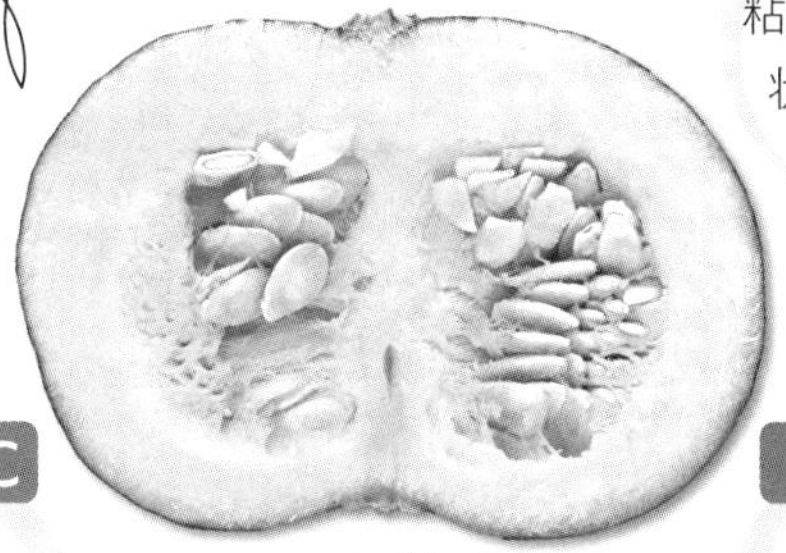

かぼちゃ

ビタミンC

免疫力を強化！
ストレスに対抗！

ビタミンE

老化を防ぐ！

食べてみよう！

かぼちゃのオレンジ煮（2人前）

［材料］

- かぼちゃ　150g
- 砂糖　小さじ2杯
- 果汁100％オレンジジュース　100cc

［つくり方］

- 小鍋に下ゆでしたかぼちゃ、オレンジジュース、砂糖を入れて弱火で約10分煮たらできあがり！

さわやかな甘さがあるので、甘辛く煮たかぼちゃが苦手な人でもおいしく食べられます！

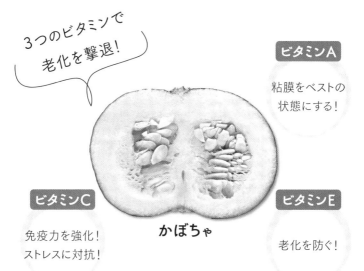

老化は免疫力を落とす大きな原因になるので、イキイキした体づくりは大事なポイントになるのです。

かぼちゃには「東洋かぼちゃ」と「西洋かぼちゃ」の2種類あります。日本で出回っているのは西洋かぼちゃで、こちらのほうが栄養も優れています。

かぼちゃは甘くほっこりした食感のために冬のイメージがありますが、じつは旬は6～9月。「冬至《とうじ》にかぼちゃを食べるとかぜをひかない」という言い伝えがあるくらい栄養が豊富です。

冬至は1年で1番昼が短い日で、毎年12月22日頃になります。冷蔵庫のなかった時代に、保存がきくので冬にも重宝していた緑黄色野菜です。

現在は、旬をはずした時期は外国で旬を迎えたものを輸入しています。

野菜摂取量の目標は1日350グラム。かぼちゃはずっしりと重いので、1人前で80～100グラムくらい食べてしまえます。野菜の目標摂取量を簡単に達成しやすくなる野菜なのです。

つまり、かぼちゃは栄養密度が濃いと言えます。

こんなにすばらしい野菜ですが、かぼちゃには糖質が多いという面もあります。しかし、糖質を理由に避けるのはあまりにももったいない。**しっかり食べるメリットのほうがずっと大きい**からです。

糖質を減らすなら、真っ先にカットしたいのは間食です。ほかには精白米を雑穀米や玄米に変えたり、お茶碗1杯のご飯（約150グラム）を2／3程度に調節するといった方法があります。

前に紹介したように、「糖質の減らしすぎは寿命を縮める」という研究もあるので、ある程度の糖質は必要なのです。

かぼちゃは、冷凍のカット品でも栄養に遜色はないので、しっかり食べましょう。

「なすは皮ごと食べる」が基本

なすのつやつやとした濃い紫色は「なす紺《こん》」と呼ばれるほど美しい色です。その鮮やかな色はポリフェノールのかたまり。紫色をつくりだしているのは、なす特有の成分である「ナスニン」です。

じつは、**ナスニンには、強力な老化予防効果**があります。

私たちの体は日々老化が進み、ほうっておくと老け込んでしまいます。

そこで、**65歳からの救世主**が「ポリフェノール類」です。

ポリフェノール類は、免疫力の維持や病気を防ぐ働きが強力。そして、ナスニンは、体内にある老化を促す物質を打ち消す作用が絶大なのです。

なすは、がんを予防する野菜として高い評価を受けています。

なす特有の成分であるナスニンには、発がん物質を抑える効果があります。ナスニンは皮にたっぷり含まれているため、**なすは皮ごと食べるのが一番**。皮を食べることで、なすの栄養を余すところなくとり込めるのです。

ところで、なすにはアクがあります。アクはえぐ味の原因ですが、正体はポリフェノールの一種であるクロロゲン酸です。

クロロゲン酸は老化予防や抗がん物質として有名です。また、生活習慣病の予防やダイエットにも効果が期待されています。

ナスニンとクロロゲン酸は水に溶ける性質があるので、アク抜きをするために水さらしはパッと短時間で済ますのが秘訣です。

なすは、インドから世界中に伝播し、日本では奈良時代からつくられています。栽培の歴史が長いために「なす」は品種のバラエティが豊富。焼きなす用、田楽用と、料理に合わせて品種を選ぶ珍しい野菜です。長なす、丸なす、米なすなどがありますが、どの品種でも栄養の価値は同じです。

なすは、**油を使った料理だとがぜんおいしさがアップ**します。油と相性がいいと言われるのは、油を吸収すると肉質がなめらかになり、アクが抜けてうま味が増すから。炒め煮や煮浸し、肉類と一緒に炒めると、おいしくナスニンをたっぷり食べることができます。

なすは、約93％が水分で低カロリー。ただ、実の組織がスポンジ状なので油をよく吸います。天ぷらなど揚げてしまうと、カロリーオーバーになってしまいがち。なすを揚げて食べるのは「忘れた頃に」くらいのペースがいいでしょう。

また、焼きなすは皮を外してしまうのでおすすめできません。漬物は、塩分オーバーになりがちなので避けましょう。

なすは皮にツヤとハリがあり、色ムラがないものが新鮮な証拠。低温が苦手で、5℃以下では低温障害を起こします。野菜室ではなく室温で保存するのがベスト。冷蔵庫を使う場合は、ラップや新聞紙などでくるんでおくといいでしょう。

なすを切った断面で黒くつぶつぶしているのは種です。**新鮮なうちは断面が真っ白**ですが、鮮度が落ちると黒く見えてきます。古くなってきている証拠なので、早めに食べきりましょう。

ブロッコリーは「茎こそ宝」と考える

65歳をすぎると、さまざまな病気にかかりやすくなります。

原因は「体のさびつき（酸化）」です。

年齢を重ねるにつれて老化を促す物質が増え、免疫機能の低下が起きます。そして、まるでクギがさびついてしまうような変化を体に引き起こすのです。

そこで、65歳からおすすめなのが緑黄色野菜の代表格「**ブロッコリー**」。

体のさびつきに対抗する力が強力な野菜です。

緑黄色野菜といえば、抗酸化力が非常に高い成分・ベータカロテンが豊富。がんを防ぐ効果もあります。

抗酸化成分をたくさん食べている人は、死亡リスクが低く、特に心臓などの循環器の病気との関連が見られました。ですから、動脈硬化や心臓に持病がある人にもブロッコリーはおすすめです。

ブロッコリーには、ビタミンCも豊富。ベータカロテンと協力して体のさびつきを抑え、免疫力を強化してくれます。

もう1つ、ブロッコリーには**がん予防の決め手になるすごい成分**が含まれています。「**スルフォラファン**」です。スルフォラファンは発がん物質の侵入を邪魔する働きや、強い抗酸化作用があることがわかったのです。

ブロッコリーは品種でいうとアブラナ科の野菜。スルフォラファンはアブラナ科の野菜に多く含まれています。

ここでブロッコリーをおすすめする理由は、アブラナ科の野菜の中でも飛び抜けてスルフォラファンが多いからです。国立がん研究センターによると、男女ともブロッコリーをよく食べたグループで全死亡リスクが減少したのです。

それに加えて、ブロッコリーは食物繊維が豊富。ブロッコリーには水溶性と不溶性の両方の食物繊維がたっぷりという、優れた特長があります。

体のさびつきを落とすスーパー野菜！

緑黄色野菜の代表格！

ベータカロテン

体のさびつき
に対抗！

スルフォラファン

がんを防ぐ！

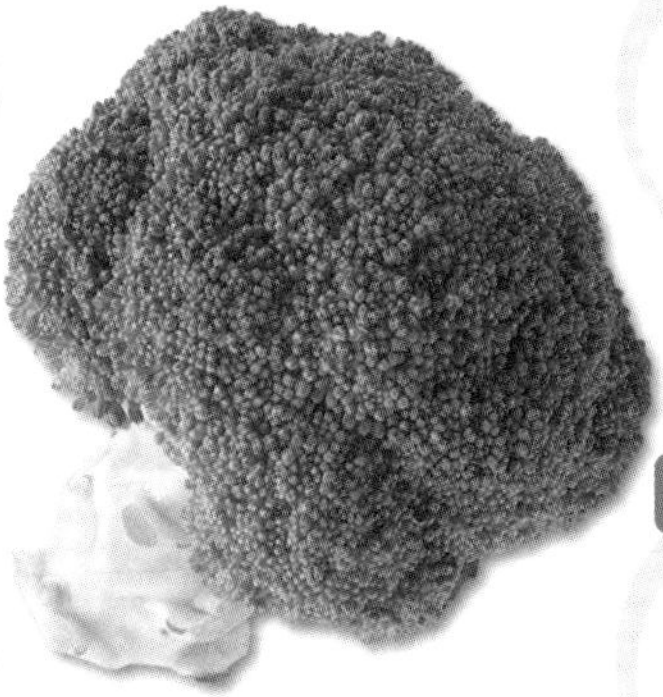

ビタミンC

免疫力を
強化！

茎こそお宝！
栄養満点！

ブロッコリー

食べ方のコツ

- 茎に栄養が多いので、つぼみと一緒にゆでて食べる。
- マヨネーズやドレッシングをかけるとおいしい！

ブロッコリーは2つの食物繊維の効果で腸内の有益な菌を増やしたり、お通じをよくして老廃物をさっさと外に出します。もちろん発がん物質や体に好ましくない物質も食物繊維が厄介払いをしてくれるのです。

ブロッコリーは、産地を変えていつでも旬のものが出回っていることもポイントです。旬の野菜ほど栄養豊富ですから、食べない手はありません。

ブロッコリーは、つぼみが固く密集していて、色が鮮やかな緑色が良品です。

ブロッコリーの茎は捨てられがちですが、**じつはブロッコリーの茎こそお宝**。茎のほうがベータカロテンとビタミンC、食物繊維が多いのです。外側の固い部分をそいだら乱切りにして、つぼみと一緒にゆでるとおいしく食べられます。

ベータカロテンは、油と一緒に食べると吸収がアップします。ゆでたブロッコリーにマヨネーズやドレッシングをかけて食べるといいですね。

ほかにも、肉料理のつけあわせとしてもおすすめです。

冷凍食品で食べても栄養成分はしっかりとり込めるところもメリットです。

「トマトとオリーブオイル」は老化防止の最強コンビ

65歳をすぎると、見た目が若い人と老けている人の差が大きくなります。体、心、見た目の若さには、個人差が大きく出やすいのです。

そこで、老化にブレーキをかけるおすすめな食べものを紹介しましょう。**「トマトとオリーブオイル」**のコンビです。この2つは、年齢による衰えに対して猛烈に対抗してくれる頼もしい食べものです。

トマトのよさは、その赤い色にあります。トマトの赤い色が年齢とともに衰える免疫力をよみがえらせてくれます。

赤い色素の正体は、カロテノイドの一種である**「リコピン」**。リコピンは、病気と戦う力が強力です。

免疫力を上げるには、トマトにオリーブオイルをかけて食べるのがベスト。

なぜなら、トマトの若返り成分がオリーブオイルに溶け込むからです。

トマト特有のリコピンは、老化を食い止める効果が絶大。あらゆる食品の中でも、**アンチエイジング効果はトップクラス**です。老化が原因で起こる免疫力の低下を食い止めてくれます。

リコピンのすごさは、体を老化させる「活性酸素を除去する力」が最も強いところにもあります。リコピンの**活性酸素を打ち消す働きは、ベータカロテンの2倍、ビタミンEの100倍**あることがわかっています。

ほかにも、リコピンは発がんを防ぎ、がん細胞が増えるのを抑制する働きを持っています。さらにリコピンは血中コレステロールを低下させ、動脈硬化や炎症を防ぎ、高血圧を防ぐ効果までが明らかになっているのです。

こんなにすばらしい効果があるのですが、血中リコピンの濃度は年齢とともに落ちてしまいます。ですから、65歳といわず、体の衰えを感じ始める40歳以上の人は、積極的にトマトを食べたいですね。

トマトは江戸時代に観賞用として伝わり、明治時代ではケチャップ、戦後になってやっと生で食べられるようになりました。今ではトマトは大玉やミニトマト、中型のフルーツトマトなど品種が多彩です。

でも**選ぶなら、断然ミニトマト。赤色の成分・リコピンが最も多い**からです。

トマトの免疫力を高める効果はリコピンだけでなく、ベータカロテンが豊富なことからももたらされます。ベータカロテンにも若返り効果があります。

ベータカロテンは体内でビタミンAになって感染症と戦う力を発揮します。しかもベータカロテン単体だけでも老化を抑え、がん予防や免疫強化に働きます。

これら優秀な成分を効率よく取り込むには、油と一緒に食べること。なぜなら、リコピンとベータカロテンは油に溶けると吸収効率がぐっとよくなるからです。

その油としてふさわしいのが「**エキストラバージンオリーブオイル**」。このオイルには「オレイン酸（一価不飽和脂肪酸）」が豊富です。

オレイン酸は血中コレステロールを上げにくい特徴があります。オリーブオイルを使う地中海式の食事は、総死亡率や心臓の血管の病気（狭心症や心筋梗塞など）の危険性を下げる効果が明らかになっています。

その効果はオリーブオイルに多い一価不飽和脂肪酸の影響のようです。

エキストラバージンオリーブオイルの特徴的な味を出している成分の1つに、「オレオカンタール」があります。このオレオカンタールには、医薬品成分イブプロフェン（市販のかぜ薬などの成分。医薬品成分）と同様の炎症を抑える効果が期待できます。どうせなら、**健康長寿に役立つ油**を選びたいですよね。

また、トマトは生で食べることで熱に弱いビタミンCをたっぷりとることができます。ビタミンCも年齢とともに起きる免疫力の衰えを防いでくれます。

生トマトにエキストラバージンオリーブオイルを少したらして軽く塩をふるだけで、おいしいトマトサラダのできあがりです。

トマトにはうま味成分であるグルタミン酸が特に多く含まれているので、シンプルな料理法で食べましょう。

アーモンドは「ぽりぽり噛んで食べる」若返り薬

65歳からは「口の老化」も進みます。特に気をつけたいのが「**唾液の減少**」。唾液は口の中を清潔にして虫歯を防いだり、体内に入り込もうとする病原菌をブロックしたり、がんの原因となる活性酸素を分解したりする働きがあります。65歳からは、口の老化を防ぎ、唾液を増やすようにすることが大切なのです。

そこでおすすめなのが「**アーモンド**」。アーモンドは固い食べものですから、しっかり噛まないといけません。この「噛む」というのがとても重要。よく噛むことで唾液がしっかり分泌されるからです。

アーモンドは噛むことが重要なので、**噛み応えのある粒タイプがおすすめ**。1粒1粒を口の中で細かくかみ砕くことで、唾液の分泌を促進させるためです。

ところで、朝は1日のうちで最も唾液が少ないタイミング。朝に口臭が強くなる、口の中がネバつく、乾くといった人は朝に食べるといいですね。

アーモンドは「**若返りのビタミン**」と呼ばれるビタミンEが豊富。加齢による老化を防ぎ、免疫力低下を抑えるのに効果的です。しかもビタミンEは環境汚染物質から肺を守る力も持っているのです。

また、アーモンドにはマグネシウムも豊富です。マグネシウムは、心臓の病気を防いだり、骨を丈夫にする働きがあります。マグネシウムはストレスが多いと必要量が増えます。ストレスは唾液の量を減らすだけでなく、全身の免疫力を下げてしまいますので、その点からも、アーモンドはおすすめなのです。

食べる量は、**1回につき10～12粒**（12～15グラム）が目安。小皿に半分くらいの量です。荒く刻んでヨーグルトやサラダのトッピングにしてもいいですね。

ノンフライで無塩タイプを選ぶと、食べすぎを防げます。

7章

65歳から「認知症を防ぐ」おいしい食べ方

いわしは「脳を活性化させる3つの成分」がたっぷり！

脳は「脂っこい臓器」ということをご存じですか？

じつは、「**脳の約50～60％は脂肪**」です。脳の脂肪にはいくつか種類がありますが、注目すべきは、ＥＰＡ（エイコサペンタエン酸）、ＤＨＡ（ドコサヘキサエン酸）、そしてＡＲＡ（アラキドン酸）です。

ＥＰＡとＤＨＡとは、みなさんご存じのとおりです。青魚に豊富に含まれ、記憶や思考、判断といった認知機能の低下を抑える効果が有名です。

ＡＲＡは、必須脂肪酸の1つで、**脳が活発に働くために必要な脂肪**です。魚だけでなく、肉や卵などの脂肪に含まれています。

アルツハイマー病の人の脳内を調べたところ、ＤＨＡとＡＲＡが少なくなっていたという研究報告があります。

また、国立長寿医療研究センター老化疫学研究部大塚礼氏らの研究によると、EPA、DHA、ARAの摂取量が多いと、脳の記憶をつかさどる部分の脳体積の減少が抑えられることが明らかになりました。

EPA、DHA、ARAは加齢によって脳内から減少してしまいます。ただ、この3つの成分を補うことで、認知機能が維持される可能性が報告されたのです。

そこで、**65歳からぜひ、食べてほしいのが「いわし」**です。

いわしは100グラム中、EPAは780ミリグラム、DHAは870ミリグラム、ARAは100ミリグラムと、3つを総合的にとれる優秀な食品。

いわしに豊富なEPAとDHAは、血液中のコレステロール、中性脂肪といった脂肪を減らす作用があり、体が脂肪やコレステロールを合成するのを抑えます。この働きで**血液がサラサラになる**のです。

ほかにも、血栓（血管の詰まり）を溶かし、動脈硬化で狭くなった血管を広げて血流をよくしてくれます。

あじやさばなどの青魚の中で、特にいわしをおすすめする理由は、**いわしならではの優秀な栄養素「セレン」**にあります。

セレンは、呼吸器（肺や気管支など）の感染症を防ぐ効果が明らかになっています。せき込んだり、むせたり、息苦しいといった症状を起こす感染症から体を守ってくれるのです。しかも、セレンは発がんも抑えてくれます。

このセレンを効率よくたっぷりとれるのが、いわしなのです。

セレンは、調理のしかたによって、量が減ったり増えたりすることはありません。いわしは、新鮮なものを選ぶだけでOKです。

ただ、EPAとDHAについては注意が必要です。この2つは脂肪の一種ですから、網焼きをすると脂が網の下に落ちてしまいます。

ですから、いわしは**刺身や煮魚、フライパンで焼いて食べるのがおすすめ**です。くれぐれも、フライなど揚げ物にすることはやめましょう。揚げ油にEPAとDHAが逃げてしまい、本来の半分程度の量に減少してしまうからです。

いわしには「まいわし」「かたくちいわし」「うるめいわし」といくつか種類が

いわしの「健脳成分」で脳の若返り！

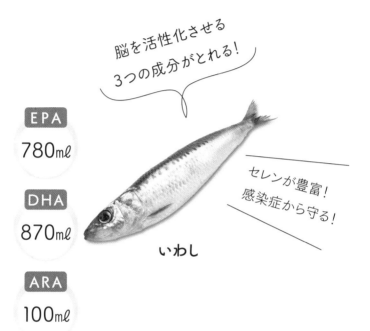

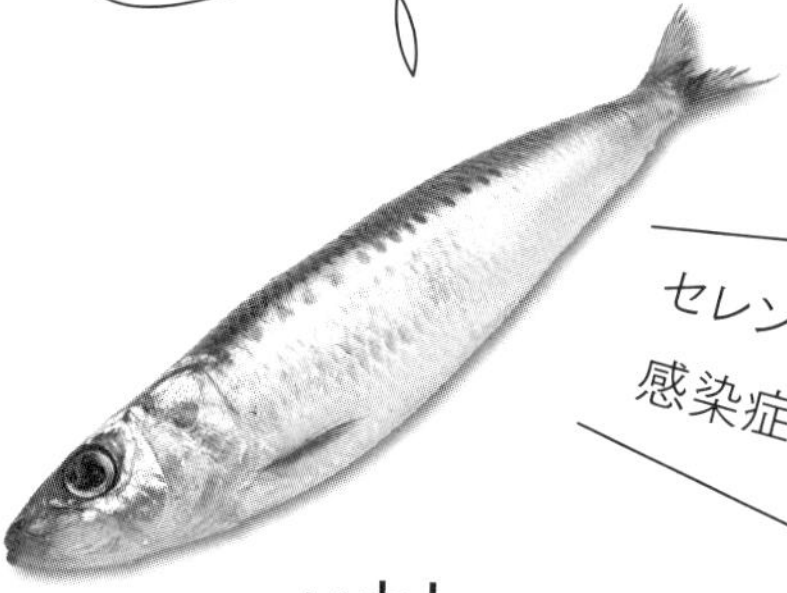
脳を活性化させる
3つの成分がとれる！
EPA
780mℓ
DHA
870mℓ
ARA
100mℓ
セレンが豊富！
感染症から守る！
いわし

食べ方のコツ

- 刺身、煮魚、フライパンで焼いて食べる！
- しょうがや梅干しと一緒に煮ると、臭みが消えておいしい！

あります。

私たちが普段よく食べているのは「まいわし」です。特有の臭みがあるので、**しょうがや梅干しと一緒に煮る**と、臭みが消えて、おいしくなります。

「オイルサーディン」は、まいわしを蒸し煮にし、塩を加えて油漬けにした缶詰。油を切って食べるのがおすすめです。

「アンチョビ」はかたくちいわしを塩漬けにし、それを熟成・発酵させて、オリーブオイルに漬けたものです。かなり塩辛いので、調味料のようにワンポイントとして使うのがいいですね。ピザのトッピングにするとおいしいです。

おせち料理の「田作《たづく》り」は、かたくちいわしの幼魚を乾燥させ、砂糖、醤油などで甘辛く味つけした料理。こちらは塩分の取りすぎになりやすいので、一度に10匹程度にしておきましょう。

納豆が「健脳食品」と言われる、これだけの理由

65歳から、体と頭の若さを保つには**「納豆」が決め手**になります。

納豆は、認知症のリスクを高める3つの原因――「心血管疾患」「高血圧」「糖尿病」の予防と改善の効果がとても高い食品。認知症と生活習慣病の両方に効果があるという点では、納豆はズバ抜けています。

65歳からの食生活には、ぜひ、とり入れたい1品です。

納豆は、全体に白っぽくなるくらいかき混ぜるのがコツ。こうなるとうま味がアップします。そして納豆特有のネバネバがしっかりできるのです。

納豆のネバネバには、納豆特有の「ナットウキナーゼ」という酵素があります。

ナットウキナーゼには、血液が固まらないように、そして**固まった血液を溶か**

してサラサラにする効果があります。この働きが、動脈硬化の予防にはじまり、心血管疾患である心筋梗塞、脳梗塞を防いでくれるのです。

しかも、ナットウキナーゼは血圧が上がるのを抑える作用まであります。

血液が固まりやすく、血管が詰まりやすいのは夜から明け方です。ナットウキナーゼの**効果は8～12時間程度持続**するので、夕食に食べておくと効果的です。

ナットウキナーゼは、腸内で発がん物質をつくる有害菌が増えるのを防ぎます。また、腸内の善玉菌が多い状態にするので、免疫機能を元気にしてくれるのです。

もう1つ、納豆には大きなメリットがあります。

納豆に豊富な「大豆サポニン」が、コレステロールや中性脂肪を落とし、脂質異常症（高コレステロール血症や高中性脂肪血症など）を改善してくれるため、心血管疾患を防ぐ効果があるのです。高血圧や動脈硬化の改善にも有効です。

さて、納豆には脂肪を燃焼する働きがあるビタミンB_2が豊富。大豆の5～6倍も含まれているのです。大豆サポニンにも脂肪の代謝を促す働きがあるため、**納豆の脂肪分解効果は目を見張る**ものがあります。

さらに、納豆には「水溶性」「不溶性」両方の食物繊維が豊富。

水溶性食物繊維の働きで血糖値の急上昇を抑えるため、糖尿病対策に効果的。余分なコレステロールを外に出すので、心血管疾患の予防にも役立ちます。

また、不溶性食物繊維の作用で腸内に好ましい菌を増やすため、腸内環境がよくなって免疫力を上げてくれます。

納豆の歴史は、江戸時代にさかのぼります。現在の茨城県水戸市で、台風が来る前に収穫できる早生小粒の大豆をおいしく食べる工夫として、納豆づくりが盛んになったとされています。ですから、納豆の本場では「小粒納豆」なのです。

といっても、種類にこだわる必要はありません。納豆にからしやタレ、刻んだネギ、卵などを混ぜても構いません。1パックにつき小さじ1／2のカレー粉を混ぜると、納豆が苦手な方でもおいしくなります。

納豆は1回1パックが基本。少なくとも**週に1〜2回は食べましょう**。ただし、血液をサラサラにする薬（ワーファリンなど）を飲んでいる人は要注意。納豆は、使用している医薬品によっては禁止食品。主治医や薬剤師に確認してください。

筑前煮は「ぼけない、太らない」すごいおかず

1日にさまざまな食品を食べると、総死亡リスクが14％も低下します。もちろん、総死亡リスクだけでなく、認知症予防にもとても役立ちます。

とはいえ、ときには、食品数を増やすのがおっくうに感じる日もあるでしょう。そんなときにうってつけなのが「**筑前煮**」です。

筑前煮とは、筑前地方（現在の福岡県北部）の郷土料理。別名「炒り鶏」とも呼ばれる鶏肉と野菜の煮物です。

筑前煮のメインになる野菜は、れんこん、ごぼう、にんじん、しいたけ、こんにゃくと多彩です。料理に使う食材が6種類以上もあるのです。**たった1品で、6種類もの食品をとることができる**のですから、とても助かりますよね。

しっかり噛んで認知症を防ごう！

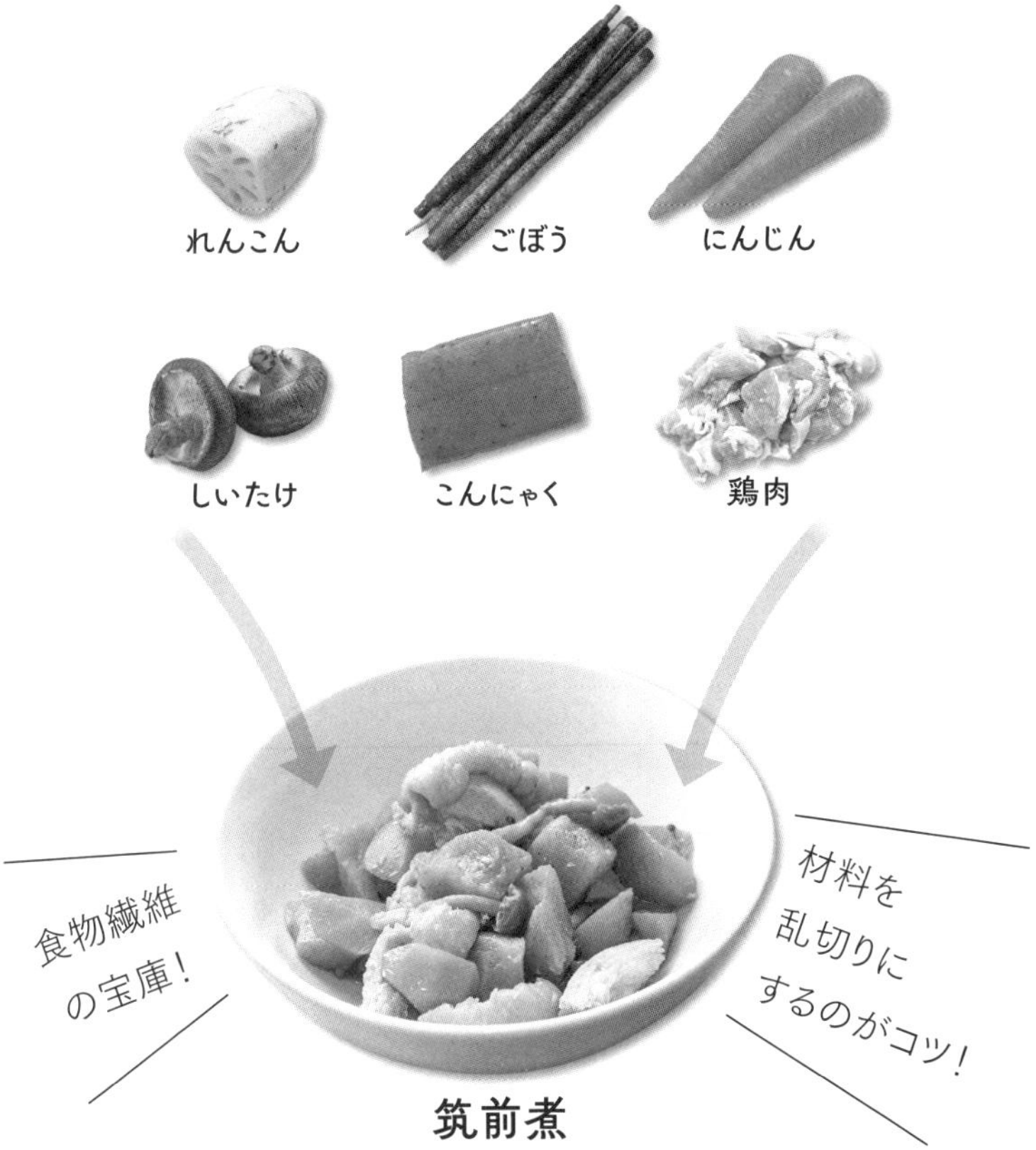
れんこん
ごぼう
にんじん
しいたけ
こんにゃく
鶏肉
食物繊維
の宝庫！
材料を
乱切りに
するのがコツ！
筑前煮

噛むことが認知症に効果的！

しかも、筑前煮の材料は噛みごたえのある食品が揃っています。この固さが筑前煮のいいところ。

というのも、ものを**噛むことが認知症の予防につながる**からです。

噛むことは、脳機能に深く関係しています。噛む刺激は脳の血流量を増やして脳の神経細胞を活性化する働きがあります。

ですから、しっかり噛む筑前煮は認知症予防に役立つすごいおかずなのです。

しかも、**筑前煮は「食物繊維の宝庫」**。筑前煮ほど食物繊維をおいしくたっぷり食べられる料理はありません。

食物繊維の効果で便秘も解消します。筑前煮は腸の中をきれいにして、免疫力をぐいぐい上げるのです。もちろん筑前煮は、お腹を凹ませる効果も絶大。

お通じは1~2日に1回程度あるのが理想的です。便がたまっていると腸の善玉菌の勢いが減り、悪玉菌が増えてしまうため、免疫力はダウンします。

便は、すみやかに外に出すのが一番。筑前煮を食べてお通じをよくして、腸のつかえをとってしまいましょう。

筑前煮のよさをさらに引き出すには、ちょっとしたコツがあります。それは材料を**「乱切りにする」**こと。固いれんこんとごぼうをあえて食べにくくすることで、噛む回数がさらに増えます。

よく噛むとだ液に含まれる殺菌・抗菌作用がアップします。しかも満腹感が長時間持続するので、お腹全体を凹ますダイエット効果もあるのです。

筑前煮は**夕食に食べるのがおすすめ**。夕食に食べると、1日の食べすぎをセーブする効果があります。食物繊維をたっぷりとり込む「食べるダイエット」をすれば、一層お腹が凹みます。

「朝バナナ」が、認知症のリスクを意外に軽減する

睡眠不足や質の悪い睡眠は、認知症を招く——。

最近の研究では、**睡眠と認知症の深い関係**が明らかになってきました。

睡眠は疲労回復だけでなく、脳の機能にとっても重要です。

九州大学による福岡県久山町の住民を対象に行なわれた研究では、「5時間未満と8時間以上の睡眠時間のケースで認知症リスクが上昇した」という結果があります。

また、別の研究では、睡眠時間が6時間未満の人は認知症のリスクが約1・7倍上がり、すでに持病がある人（高血圧、糖尿病、心血管疾患など）は、睡眠時間が8時間以上で認知症のリスクが約2倍上がった、といいます。

認知症のリスクは「睡眠時間が短すぎても、長すぎても上がる」のです。

睡眠といえば、忘れてしまいがちなのが昼寝。昼寝の時間を足したら、1日の合計睡眠時間が10時間近くになっていた、ということがよくあるのです。

ちなみに、昼寝に関する調査もあります。

新潟大学の中村和利氏らの研究によると、30分未満の昼寝の習慣がある人は、認知機能の低下リスクが低いことが明らかになったのです。

30分程度の昼寝習慣は、認知症を防ぐ効果があるといえそうです。

睡眠が不足すると、認知症を招くと同時に、免疫力を驚くほど下げてしまいます。睡眠が6時間以下の人は、7時間以上の人に比べて、がんにかかる確率が40%も上昇するという研究があるのです。

さらに、睡眠時間が7時間以上の人は、かぜの感染率が18%で済んでいるのに、5時間未満になると感染率が50%と、約2・8倍に跳ね上がるという研究もあります。

睡眠不足は免疫細胞の働きを弱めてしまいます。特に免疫細胞の1つであるN

K細胞（ナチュラルキラー細胞）のパワーを下げるのです。

NK細胞とは、免疫システムの中でとりわけ「戦闘能力の高い」重要な免疫細胞。NK細胞は睡眠中に最も活動します。

カリフォルニア大学ロサンゼルス校マイケル・アーウィン博士の研究によると、1晩だけ睡眠時間を4時間に減らすと、**8時間睡眠したときに比べてNK細胞は70％も少なくなりました**。「たった1晩だけで」です。

長々と説明をしてきましたが、いかに睡眠が認知症予防と免疫力アップに関わっているか、おわかりになったでしょう。

そこで、バナナの出番です。**バナナは「安眠を促す」最強の食べもの**。

バナナには睡眠の悩みを解消し、安眠に導いてくれるすごい効能があります。

その秘密は、バナナに豊富なトリプトファン（必須アミノ酸）と糖質、ビタミンB6にあります。この3つの栄養素は睡眠をもたらすメラトニンの材料になります。バナナには、3つの栄養素がすべて揃っているのです。

バナナの3つの栄養素は、少し回り道をしてメラトニンになります。

まず、このトリプルコンビがセロトニンを合成します。**セロトニンは別名「脳内幸福物質」**と呼ばれるものの1つ。セロトニンがストレスを軽くしてくれるので、それだけでイライラや不安感が和らぎ、寝つきがよくなります。

そして夜になるとセロトニンが変化して、メラトニンになるのです。

メラトニンが十分にあると質の高い睡眠ができます。また、メラトニンの働きによって、睡眠のリズムが整い、寝すぎを防いでくれるのです。

バナナはすべて輸入品です。年中出回っていて、特に旬がないのが特徴。言い換えると、年間を通していつでも食べられて、安眠を強力に支えてくれる果物なのです。

買うときのコツは、軸の結合部がしっかりしているもの、皮に傷がないもの、黒ずみのないものを選ぶこと。

家庭で保管していると黒い斑点ができることがあります。これは「**シュガースポット**」と呼ばれ、完熟した証拠。

シュガースポットの「ある・なし」は甘さの好みなので、黄色い状態で食べても大丈夫。バナナはそのまま生で半分～1本食べてもいいですし、一房が多くて食べきれなければ冷凍してもいいですね。

体内でメラトニンが分泌されるのは、朝起きて、食事をしてから大体14～16時間後、つまり、夜になってからです。

逆算して考えると、**朝食にバナナというのは「理想の睡眠食」**なのです。

朝食に食べると腸の動きがよくなり、免疫を上げやすくなります。

ただ、朝におすすめの食品はほかにもいろいろあります。特定の食品に偏るのは栄養バランス上、あまりよくありません。

ですから、バナナは週に1～2本程度を目安にしましょう。

65歳から毎日の習慣にしたい「王様ドリンク」

緑茶、紅茶、ウーロン茶……お茶にもいろいろな種類があります。

じつは、この3つは、まったく同じ木からとれる葉を使っています。それぞれの違いは、お茶をつくる工程での発酵の度合いによるもの。

緑茶は発酵なし、ウーロン茶は半発酵、紅茶は完全発酵されたものです。

この3つの中で、**一番健康効果が高いのが「緑茶」**です。

国立長寿医療研究センターの研究によると、緑茶を飲む回数が1日1杯未満のグループに比べ、1日に2～3杯、あるいは4杯以上のグループでは、認知機能の低下リスクが約30％下がったことがわかったのです。

緑茶を1日2杯以上飲む人は、認知症になりにくいと言えるでしょう。

緑茶のポリフェノール類には、動物実験で、アルツハイマー病の原因物質として考えられているアミロイドβ《ベータ》の蓄積を抑える作用も認められています。

緑茶のすごいところは、たくさん飲むとがんを予防する効果が認められていることです。緑茶のポリフェノールの一種である茶カテキンがさまざまな臓器のがん細胞を抑え込みます。

また、緑茶エキスであるエピガロカテキンガレートはがん細胞が増えることを抑え、傷ついた細胞の修復をしてくれるのです。さらにはがん治療中に飲むことで抗がん剤の効果を高めることもハッキリしています。

国立がん研究センターの研究では、**緑茶をよく飲む人は、男女ともすべての死亡リスクと心臓の病気リスクが下がった**とされています。男性の脳梗塞などの脳血管に関わる病気、肺などの呼吸器の病気による死亡リスクも減ったそうです。

この研究によると、緑茶の目安量は1日に3～5杯。緑茶はペットボトルのお茶でも構わないので手軽ですね。

嬉しいのは、渋み成分である茶カテキンのウイルスに対する効果です。

北海道教育大学西川武志氏らの研究によると、インフルエンザウイルスや新型コロナウイルスに対して、感染力を低下させたという結果があります。

ほかにも、食中毒菌である腸管出血性大腸菌O157などの毒性を消したり、食中毒（病原性大腸菌感染症）の予防効果もあるのです。

さらに、**緑茶にはダイエット効果**もあります。緑茶を飲む習慣があると、カテキンの効果で脂肪の代謝が進むのです。また、食事のカロリーを体温として発散させる働き（食事誘発性熱産生）が増加することも明らかになっています。

緑茶カテキンには体脂肪を減らす作用があるという研究が進められています。嬉しいことに、緑茶には血圧や中性脂肪などの脂質を調節する効果や、血糖値を改善する効果もあるとされているのです。

食前に緑茶を飲めば、水分で胃が膨らんで食べすぎを防いでくれます。食事のニンニク臭やアルコール臭といったイヤな口臭を消す効果もあります。

脂っこい食事の後に飲むとサッパリさせてくれるのも緑茶のよさ。

食事の前後に緑茶を飲めばバッチリですね。

「1日1ピースのチーズ」が脳の衰えを防ぐ

脳の健康を守るために、65歳からしっかり食べたいのが「**チーズ**」です。

チーズには、**認知症予防に役立つ**として注目されている「**短鎖脂肪酸**」と「**中鎖脂肪酸**」**が豊富**に含まれているからです。

国立長寿医療研究センター大塚礼氏らの研究によると、60代以上の女性で乳類の摂取量が減少すると、認知機能が衰えやすくなる可能性が明らかになりました。これは男性にも参考になりますね。さらには「短鎖脂肪酸」「中鎖脂肪酸」の摂取量が増えると、認知機能の低下リスクが下がることがわかったのです。

ほかにには、**カマンベールチーズ**がＢＤＮＦを増加させることを明らかにした研究もあります。ＢＤＮＦとは脳の栄養成分。血中ＢＤＮＦ濃度が高いほど、**記憶**

力や**学習能力**などの**認知機能評価スコアが高い**ことがわかっています。

チーズは牛乳の加工食品です。チーズには**牛乳の栄養が約10倍に濃縮**されています。つまり、牛乳に豊富なたんぱく質とカルシウムが詰まっているのです。

何度もお伝えしてきたように、65歳からはたんぱく質をしっかり食べる必要があります。要介護にならないようにするために、たんぱく質は重要なのです。

チーズに含まれているカルシウムは吸収効率がとてもいいため、骨や歯を丈夫にして骨粗鬆症の予防・改善に力を発揮します。ご飯とお味噌汁、パンとコーヒーだけになりがちな朝食に添えると、ぐっと効果が高まります。

チーズといえば乳脂肪が気になるかもしれません。でも、チーズには「短鎖脂肪酸」「中鎖脂肪酸」が豊富なので、ほかの脂肪に比べて燃焼されやすく、体に溜まりにくいとされています。

チーズは一度に1～2ピース（カマンベールは1日2ピース、33・4グラム）、あるいはカットタイプを1～2個が目安です。牛乳をしっかり飲んでいる人や、コレステロールが気になる人は、一度に1個くらいで構いません。

巻末付録

1日どれだけ食べればいい？――「手ばかり」ですぐわかる！

ここまでお読みいただき、有難うございました。

本書では、「65歳から体と頭を強くする」というテーマにもとづき、「何を、どのように食べればいいのか」を具体的に紹介してきました。

お気に入りの食べ方が見つかったら、1つでも2つでも試してみてください。

最後に、「何を食べればいいか」はわかったけれど、「どれくらいの量を食べればいいのか」がよくわからない――。そんな人におすすめの方法を紹介し、本書の締めくくりとさせていただきます。

その方法は、とても簡単。あなたの**手を使うだけで、食べる分量がすぐわかる**「**手ばかり**」という方法です。

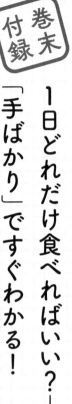

わざわざ「手ではかる」のは、理由があります。手の大きさは、その人の体格に応じたサイズになる傾向があるからです。

大柄な人は手も大きくなり、小柄な人は手が小さくなります。

ですから、手を使うと細かく計算したり、はからなくても、**自分にマッチした分量、適量を簡単にはかれる**わけです。

といっても、食べる分量を厳密にはかる必要はありません。毎日・毎食はかる必要もありません。**なんとなく、自分に見合った量を知るだけでいい**のです。

さらに言えば、毎日キッチリと量を守ることもありません。たくさん食べた日と少なめの日の両方があってかまいません。

「3日～1週間の平均でちょうどいい」くらいのゆるさでいいのです。

知っておきたいのは「肉・魚（たんぱく質）」と「野菜」のはかり方です。

肉・魚・卵・大豆と大豆製品といったたんぱく質は優先して食べたい食品です。

1日の目安は「両手に1杯」くらいです。

魚・肉・卵・豆腐は、それぞれ「手のひらサイズ」と考えてください。

たとえば、魚は1切れ（厚みも手のひらくらい。80～100グラム）。肉は約100グラム（かたまりだと手のひらと同じ厚み。薄切り肉だと3～4枚）。卵は1個、豆腐は1／3丁です。

卵を食べなかった日は、空いたスペースにほかのたんぱく質源を入れるとちょうどよくなります。豆腐の代わりに、納豆などほかの大豆製品に置き換えるのもいいですね。

野菜は、**緑黄色野菜が「両手1杯」、そのほかの野菜（淡色野菜）は「両手2杯」**が目安です。かなり多い印象をお持ちの人もいるかもしれませんが、これで1日の野菜摂取量の350グラムが達成できます。

65歳からは「野菜は生で食べる」のがおすすめです。

ただ、ブロッコリーやニラのように生で食べられない野菜もあります。また、なかには、カサが多くて1日で完食するのが難しいという人もいるでしょう。その場合、**無理をする必要はありません**。

「炒める、煮る、ゆでる」といった火を通す料理にすれば、水分が飛んでカサが半分に減ります。火の通った野菜なら、緑黄色野菜は「片手1杯」、そのほかの野菜は「両手1杯」が目安です。

日本人の平均野菜摂取量（国民健康・栄養調査　２０１９年）は20歳以上の平均摂取量は1日２５０・５グラム。60歳以上は３１０・５グラムで、どの年代よりもたくさん食べています。わずかに目標に届かないのが惜しいですね。

「野菜不足かな？」と思う日があれば、あと2日、多めに食べる日をつくって「平均すればちょうどいい」くらいに気楽に考えましょう。

野菜は、３５０グラム以上食べてもまったく問題ありません。

野菜をたくさん食べなければ、と意気込んで手の込んだ料理をつくろうとすると続きません。冷凍野菜やカット野菜、持ち帰り惣菜を賢く利用しましょう。

ご飯は**一食につきお茶碗1杯**（１５０グラム）。中性脂肪などが気になって減らしたい人は２／３杯（１００グラム）が目安です。

ご飯の減らしすぎは、体調不良や老化の原因になります。特に食事療法を受けている人は自己判断で量を増やしたり減らしたりしないでください。

「手ばかり」をやってみよう！

野菜

緑黄色野菜

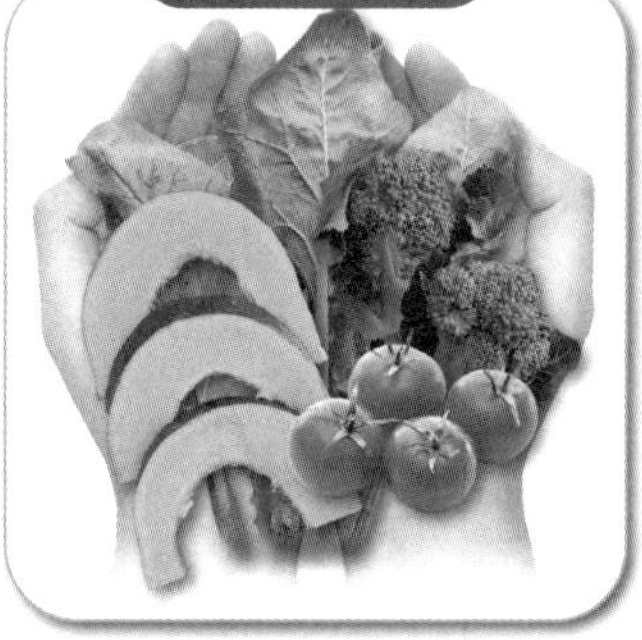

両手1杯

そのほかの野菜

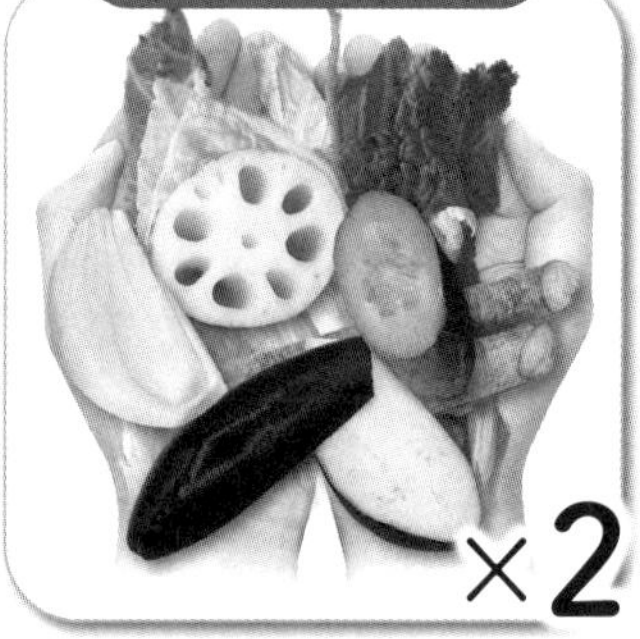

両手2杯

「炒める、煮る、ゆでる」とカサが減る

緑黄色野菜

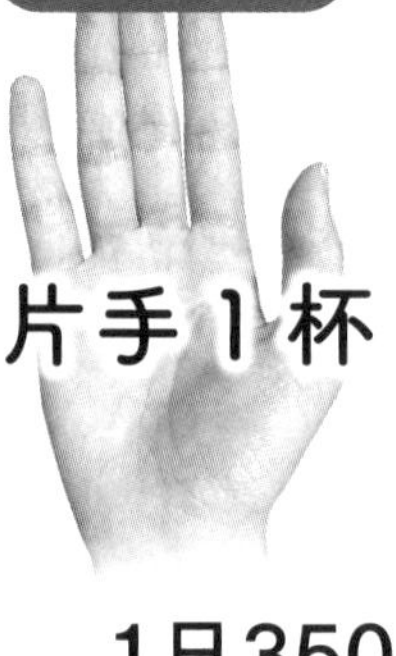

そのほかの野菜

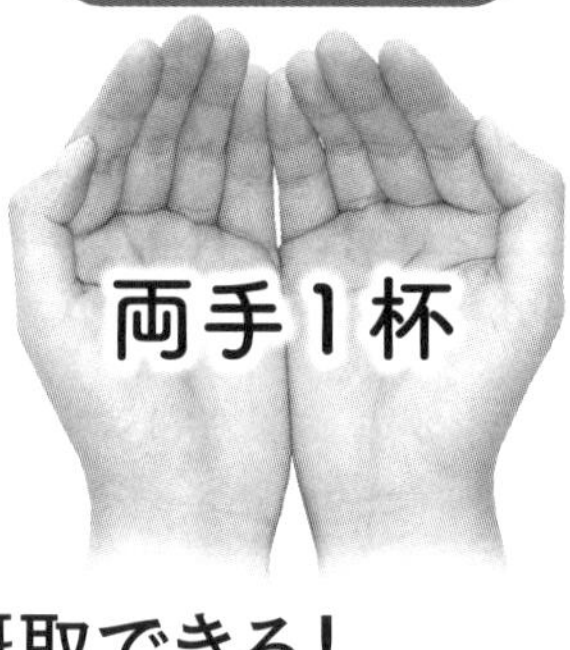

1日350gを摂取できる！

自分に最適な量がすぐわかる！

肉・魚（たんぱく質）

肉

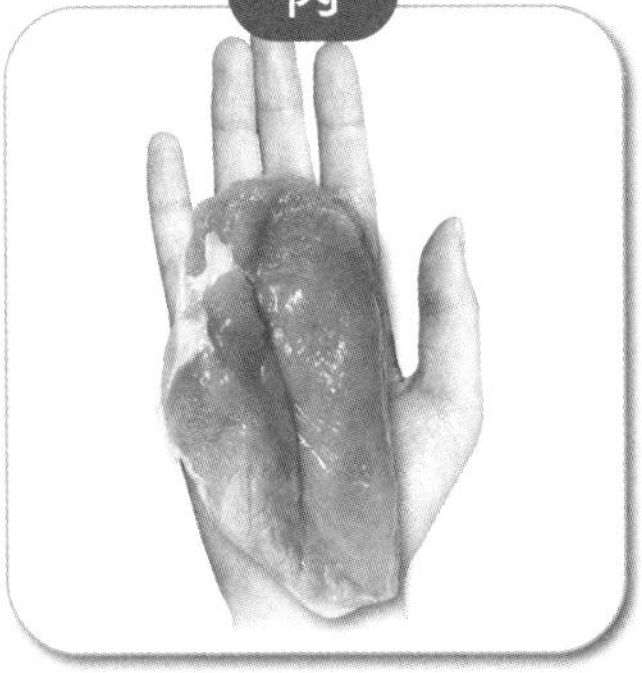

100g（薄切り肉は3〜4枚）

卵

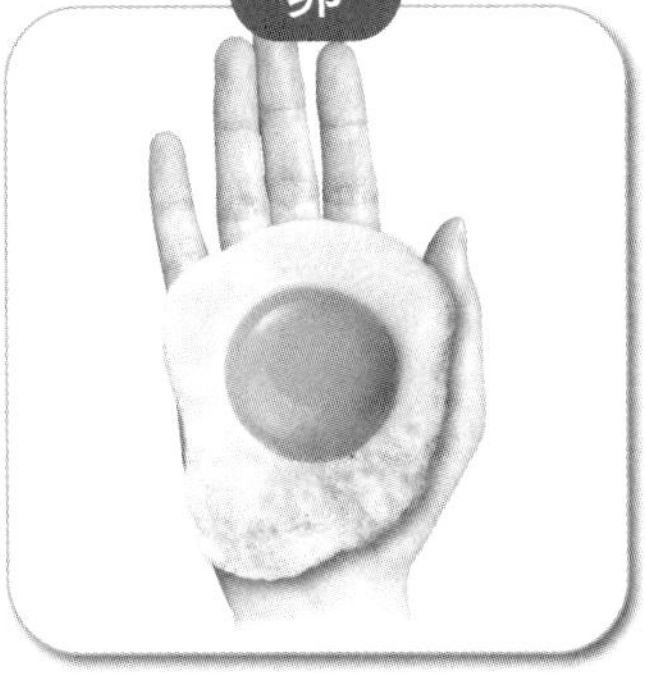

1個

魚

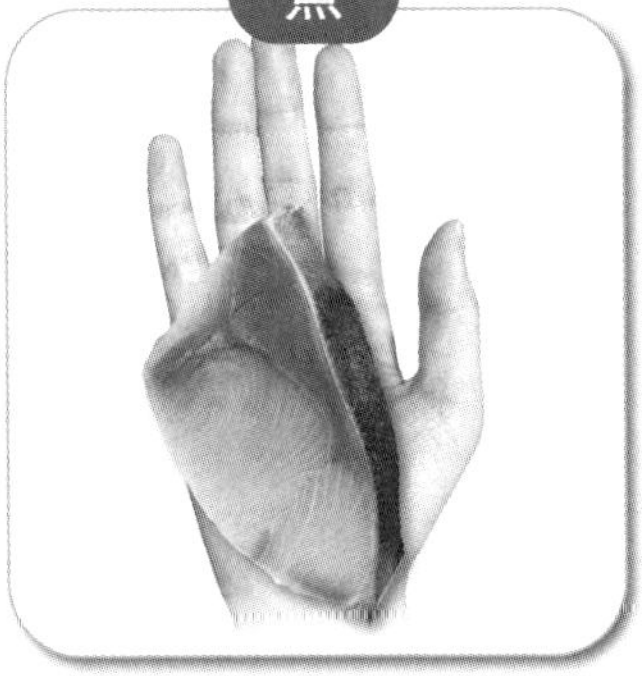

1切れ80〜100g

豆腐

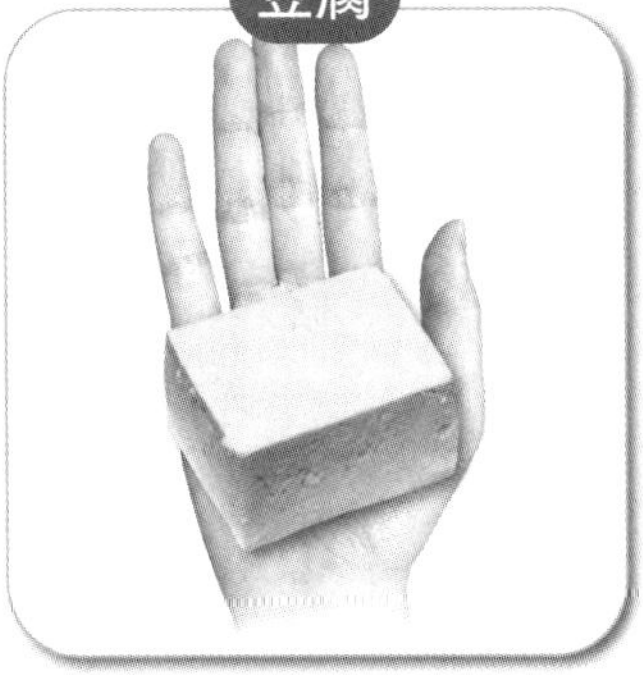

1/3丁

1日の目安は「両手に1杯」

- Moore DR, et al. J Gerontol A Biol Sci Med Sci.2015;57-62.
- Imai S, et al. Effect of eating vegetables before carbohydrates on glucose excursions in patients with type 2 diabetes. J Clin Biochem Nutr. 2014 Jan;54(1):7-11.
- Kuwata H, et al. Meal sequence and glucose excursion, gastric emptying and incretin secretion in type 2 diabetes: a randomized, controlled crossover, exploratory trial. Diabetologia. 2016 Mar;59(3):453-61.
- Roe LS, et al. Salad and satiety. The effect of timing of salad consumption on meal energy intake. Appetite 2012: 58: 242-8.
- Yasuda J, et al. Association of Protein intake in Three Meals with Muscle Mass in Health Young Subjects: A Cross-Sectional Study. Nutrients. 2019 ;11, 612.
- https://www.alic.go.jp/joho-c/joho05_001867.html
- https://www.ncgg.go.jp/ri/advice/44.html
- https://www.e-stat.go.jp/dbview?sid=0003224177
- Seidelman SB, et al. Dietary carbohydrate intake and mortality: a prospective cohort study and meta-analysis. Lancet Public Health 2018; 3: e419-28.
- Park Y. et al.:Arch Intern Med. 2011; 171: 1061.
- https://ganjoho.jp/reg_stat/statistics/stat/summary.html
- https://www.mhlw.go.jp/shingi/2009/05/dl/s0529-4ab.pdf
- GBD 2017 Diet Collaborators. Health effects of dietary risk in 195 countries, 1990-2017: systematic analysis for the Global Burden of Disease Study 2017.Lancet 2019;393(10184): 1958-72.
- Li M, et al. Fruit and vegetable intake and risk of type 2 diabetes mellitus: meta-analysis of prospective cohort studies. BMJ Open 2014; 4: e005497.
- https://www.mhlw.go.jp/shingi/2009/05/dl/s0529-4ab.pdf
- https://www.e-healthnet.mhlw.go.jp/information/food/e-01-003.html
- https://epi.ncc.go.jp/jphc/outcome/8246.html
- Zhang Y, et al. Intake of fish and polyunsaturated fatty acids and mild-to-serve cognitiveimpairment risks: a dose-response meta-analysis of 21 cohort studies. Am J Clin Nutr 2016; 103; 330-40.

- Otsuka R, et al. Eur J Clin Nutr (2014)
- Shirai Y, et al. Public Health Nutr (2020)
- Nakamoto M, et al. Eur J Clin Nutr (2018)
- Otsuka R, et al. Gereatr Gerontol Int(2016)
- https://www.jstage.jst.go.jp/article/jbrewsocjapan/107/5/107_282/_pdf
- Dehghan M et al. , Association of dairy intake with cardiovascular disease and mortality in 21 coutries from five continents [PUER]: a prospective cohort study., Lancet . 2018 Nov 24;392[10161]:2288-2297.
- https://www.nature.com/articles/ni.1851
- Watanabe A, Sasaki H, Miyasaka H, Nakayama Y, Lyu Y,Sibata S. Effect of Dose and Timing of Burdock (Aretium lappa) Root Intake on Intestinal Microbiota of Mice.Microorganisms.8(2):220.,2020.
- Sasaki H, Miyakawa H, Watanabe A, Nakayama Y, Lyu Y, Hama K, Shibata S. Mice Microbiota Composition Changes by Inulin Feeding with a Long Fastung Period under a Two-Meals-Per-Day Schedule. Nutrients ;11(11):2802.,2019.
- https://epi.ncc.go.jp/jphc/outcome/8153.html
- Söderberg M, et al. Lipids (1991)
- Otsuka R, et al. Eur J Clin Nutr (2014)
- https://www.ncgg.go.jp/ri/report/20220824.html
- Keflie TS, Biesalski H K, Micronutrients and bioactive substances: Their potential roles in combating COVID-19.Nutrition.84: 111103,(2021).
- Matsuyama S, et al. Eur J Nutr. Published online 16 July 2020
- Tomoyuki Ohara,et al. Association Between Daily Sleep Duration and Risk of Dementia and Mortality in a Japanese Community. J Am Geriatr Soc. 2018 Oct;66（10）:1911 1918.
- Sleep medicine. 2022 Dec;100;190-195. doi: 10.1016/j.sleep.2022.08.022.
- BMC geriatrics. 2021 08 28;21(1);474. doi: 10.1186/s12877-021-02418-0.
- https://www.hisayama.med.kyushu-u.ac.jp/genki/pdf/vol_16.pdf
- Shirai Y, et al. Public Health Nutr (2020)
- https://epi.ncc.go.jp/jphc/outcome/3526.html
- https://www.jstage.jst.go.jp/article/jim/20/4/20_4_321/_article/-char/ja/
- https://www.mdpi.com/1420-3049/26/12/3572/htm

- https://www.mdpi.com/2076-0817/10/6/721
- https://m-alliance.j-milk.jp/ronbun/kenkokagaku/kenko_study2014-03.html
- Suzuki T, et al: J Am Med Dir Assoc, 20 (12):1509-1514.e1502 (2019)
- Szuhany KL, et al: J Psychiatr Res, 60:56-64 (2015)
- Shimada H, et al: Front Aging Neurosci, 6:69 (2014)
- Laske C, et al: J Neural Transm (Vienna), 113 (9):1217-1224(2006)
- 『これは効く! 食べて治す　最新栄養成分事典』(中嶋洋子・蒲原聖可／監修、主婦の友社)
- 『からだのための食材大全』(池上文雄・加藤光敏・河野博・三浦理代・山本謙治／監修、NHK出版)
- 『食品でひく　機能性成分の事典』(中村宜督、女子栄養大学出版部)
- 『最新改訂版　知っておきたい栄養学』(白鳥早奈英／監修、学研プラス)
- 『正しい知識で健康をつくる あたらしい栄養学』(吉田企世子・松田早苗／監修、高橋書店)
- 『一生役立つ　きちんとわかる栄養学』(飯田薫子・寺本あい／監修、西東社)
- 『改訂10版　野菜と果物の品目ガイド』(農経新聞社)
- 『からだに効く栄養成分バイブル』(中村丁次／監修、主婦と生活社)
- 『睡眠こそ最強の解決策である』(マシュー・ウォーカー、SBクリエイティブ)
- 『日本人の食事摂取基準 2020年版』(厚生労働省「日本人の食事摂取基準」策定検討会報告書　第一出版)
- 『栄養素の通になる　第5版』(上西一弘、女子栄養大学出版部)
- 『佐々木敏のデータ栄養学のすすめ』(佐々木敏、女子栄養大学出版部)
- 『佐々木敏の栄養データはこう読む! 第2版』(佐々木敏、女子栄養大学出版部)
- 『70歳からは超シンプル調理で「栄養がとれる」食事に変える!』(塩野﨑淳子、若林秀隆／監修、すばる舎)
- 『60歳から食事を変えなさい!』(森由香子、青春出版社)
- 『40歳からは食べ方を変えなさい!』(済陽高穂、三笠書房)
- 『HEALTH RULES　病気のリスクを劇的に下げる健康習慣』(津川友介、集英社)
- 『食品の栄養とカロリー事典』(奥嶋佐知子・女子栄養大学調理学研究室／監修、女子栄養大学出版部)
- 『八訂 食品成分表　2023』(香川明夫監修　女子栄養大学出版部)
- 『New Diet Therapy Vol.37 No,7 (2022) 別冊』
- 『Nutrition Care 2023 vol.16 no.3 』(メディカ出版)

本文DTP　宇那木デザイン室

65歳《さい》から体《からだ》と頭《あたま》を強《つよ》くする
おいしい食《た》べ方《かた》

著　者――菊池真由子（きくち・まゆこ）
発行者――押鐘太陽
発行所――株式会社三笠書房
〒102-0072 東京都千代田区飯田橋3-3-1
電話：(03)5226-5734（営業部）
　　：(03)5226-5731（編集部）
https://www.mikasashobo.co.jp
印　刷――誠宏印刷
製　本――若林製本工場

編集責任者　清水篤史
ISBN978-4-8379-2940-6 C0030